灵芝一〇〇问

文化·认知·养生·栽培·产业

何伯伟 李明焱◎主编

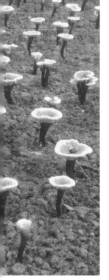

U0349382

中国农业科学技术出版社

图书在版编目（CIP）数据

灵芝100问/何伯伟，李明焱主编.—北京：中国农业科学技术出版社，2020.5（2024.11重印）

ISBN 978-7-5116-4733-7

Ⅰ.①灵… Ⅱ.①何… ②李… Ⅲ.①灵芝–问题解答 Ⅳ.①R282.71-44

中国版本图书馆CIP数据核字（2020）第072690号

责任编辑　闫庆健
责任校对　马广洋

出 版 者　中国农业科学技术出版社
　　　　　北京市中关村南大街12号　　邮编：100081
电　　话　（010）82106632（编辑室）（010）82109704（发行部）
网　　址　http://www.castp.cn
经 销 者　各地新华书店
印 刷 者　北京中科印刷有限公司
开　　本　850mm×1 168mm　1/32
印　　张　5.25
字　　数　130千字
版　　次　2020年5月第1版　2024年11月第4次印刷
定　　价　46.00元

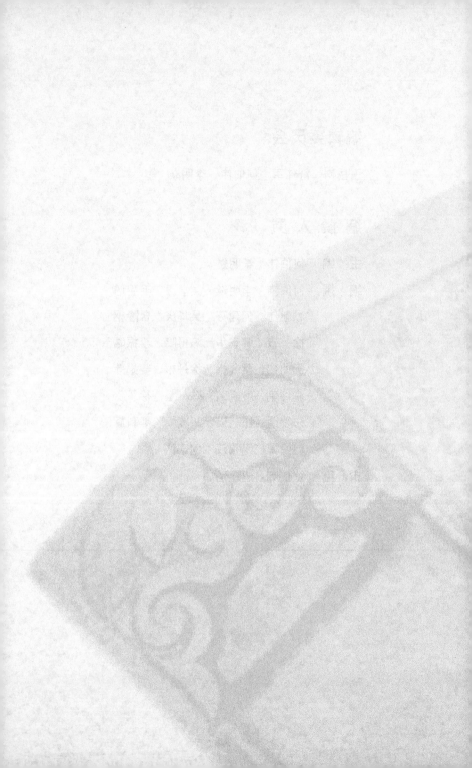

前 言

　　灵芝俗称灵芝草、仙草、瑞草，是传统名贵药用菌，历代药书如《神农本草经》《本草纲目》等对其分布、功效和应用都有记载。中国中医科学院对浙江省余姚市田螺山遗址出土的史前灵芝样本考古研究发现，浙江先民使用灵芝距今已有6800年历史。《中华人民共和国药典》(2000年版)将赤芝和紫芝作为灵芝的法定中药材，2001年卫生部将赤灵芝、紫芝和松杉灵芝列为可用于保健食品的原料，充分说明灵芝功效确切。2019年11月25日，国家卫生健康委员会、国家市场监督管理总局共同发布了《关于对党参等9种物质开展按照传统既是食品又是中药材的物质管理试点工作的通知》，将灵芝列入其中，说明其兼具中药的保健功能和食品的营养功能。在这次抗击新冠肺炎疫情的过程中，灵芝被中医界推荐为防治新冠病毒感染的营养补充剂。统计数据显示，我国国产或进口保健食品中将灵芝及其相关产物作为主要原料的注册批文近800个，约占全部保健食品批文总数的6.3%，说明灵芝使用非常广泛。

　　浙江气候四季分明、生态类型多样，灵芝资源丰富，品质上乘，享有盛誉。20世纪80年代，浙江成功开发了灵芝人工栽培技术；90年代初，开始发展灵芝熟料段木仿生态规模化生产，并实现了灵芝产业化开发，形成了集科研、种植、加工、销售为一体的灵芝产业体系，成为全国灵芝种植、加工主产区和主销区。2018年，灵芝被选为浙江省新"浙八味"中药材培育品种。

随着人们保健养生意识增强，越来越多的消费者开始关注和服食灵芝及其产品，并希望了解相关灵芝的历史文化、功效、服食常识、家庭养护、行业发展等方面的问题，浙江省中药材产业协会与省中药材产业技术创新与推广服务团队专家及时收集整理出与灵芝相关的100个问题，分为文化篇、认知篇、养生篇、栽培篇和产业篇等五个部分，并组织科研、中医药、种植、加工、营养等方面的专家学者对这些问题做出深入浅出的解答。这些解答体现了全面、权威、原创、通俗、实用、可看性强等特点，希望能为广大消费者科学认知，为行业健康发展增添一臂之力。

本书的编写得到浙江省农业农村厅、浙江省中医药大健康联合体、浙江省农业技术推广中心等单位领导、专家和省中药材产业协会广大会员的大力支持，同时也获得浙江省2018年度重点研发计划项目——"浙产特色药材质量安全控制技术研究与示范"（2018C02034）资助，在此一并表示衷心感谢！

由于时间仓促，书中疏漏和错误在所难免，敬请广大读者朋友和业内专家批评指正！

编者
2020年5月

目　录

三、养生篇

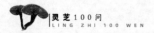

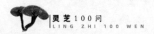

一、文化篇

灵芝的文字记载最早见于东汉时期的《神农本草经》，其后，东晋葛洪的《抱朴子》、唐朝苏敬的《新修本草》、梁代陶弘景的《神农本草经集注》和《名医别录》以及明朝李时珍的《本草纲目》等著作均在《神农本草经》的基础上进一步补充、修正了有关灵芝的论述。古代儒家学者把灵芝称为"瑞草"或"瑞芝"，认为它是吉祥、如意、富贵、美好、长寿的象征，民间也流传着很多关于灵芝的传说，形成了中华文化中特有的灵芝崇拜。在古代道家修炼升仙之法中，灵芝被称为"神芝""仙草"，并在道教文化中呈现出一个神化的灵芝世界。

　　我国古代文献中，有许多论及灵芝的著作。《神农本草经》约见于公元前1世纪，是我国最早的药学著作，也是最早论及灵芝的药学著作。此书收载365种药品，并将所载药品分为上、中、下三品，上品药皆为有效无毒者，灵芝被列为上品。此书详细论述了灵芝的分类、产地、气味和主治等。其后，东晋葛洪的《抱朴子》、唐朝苏敬的《新修本草》、梁代陶弘景的《神农本草经集注》和《名医别录》以及明朝李时珍的《本草纲目》等著作均在《神农本草经》的基础上进一步补充、修正了有关灵芝的论述。

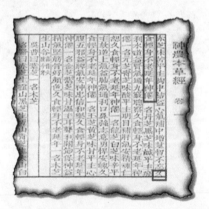

　　随着岁月的流逝，大量有关灵芝的著作已失传。对此，我们只能从尚存的文献中，间接了解其内容。如《汉书·艺文志》载有《黄帝杂子芝菌》十八卷，据传此书是一部介绍"服饵芝菌之法"的专著；《通志·艺文略》"道家服饵类"著有《太上灵宝芝品》一卷；《隋书·经籍志》也载有《灵秀本草图》六卷，《芝草图》一卷，《种神芝》一卷。这些著述中对

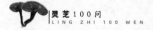

灵芝的描述多带有迷信色彩，认为服食可"延年不终，与真人同（寿）"。《本草纲目》中也引用了《五芝经》《彩芝图》等已亡佚的著作。

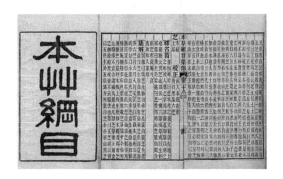

《神农本草经》根据中医阴阳五行学说，按五色将灵芝分为青芝（龙芝）、赤芝（丹芝）、黄芝（金芝）、白芝（玉芝）、黑芝（玄芝）五类，即称五芝。此外附紫芝（木芝）。该书详细地描述了此六类灵芝的产地、气味和主治。指出：青芝"酸，平，无毒"，可"明目""补肝气，安惊魂，仁恕"；赤芝"苦，平，无毒"，主治"胸中结""益心气，补中，增智慧，不忘"；黄芝"甘，平，无毒"，主治"心腹五邪""益脾气，安神，忠信和乐"；白芝"辛，平，无毒"，主治"咳逆上气""益肺气，通利口鼻，强志意，勇捍、安魄"；黑芝"咸，平，无毒"，主治"癃""利水道，益肾气，通九窍，聪察"；紫芝"甘，温（平），无毒"，主治"耳聋""利关节、保神、益精气，坚筋骨，好颜色"。还强调此六种灵芝均可"久食轻身不老，延年神仙"。《神农本草经》中对灵芝的这些论述，被其后的历代医药学家尊为经典并引证，沿用至今。

一些著名学者还对古籍中有关灵芝的错误观点，特别是封建迷信观点加以评论和批判。如苏敬针对"青芝生泰山，赤芝生霍山，黄芝生嵩山，白芝生华山，黑芝生常山"的论点，提出"以五色生于五岳。诸方所献白芝，未必华山，黑芝又非常岳"，实际上是对按五行学说，以"五色"配"五岳"，划分灵芝的产地持不同意见。在《本草纲目》中，李时珍对按"五色之芝，配以五行之味，盖亦据理而已，未必其气味便随五色也"。更为重要的是，李时珍在其著作中批判了古代对灵芝的宗教迷信观点，指出"芝乃腐朽余气所生，正如人生瘤赘。而古今皆为瑞草，又云服食可仙，诚为迂谬"。

关于灵芝药食兼用的特点，有许多论述。东汉王充在《论衡·初禀篇》中说："芝草一年三华，食之令人眉寿庆世，盖仙人之所食"。李时珍指出："昔四皓采芝，群仙服食，则芝菌属可食者，故移入菜部"。陶弘景也指出："凡得芝草，便正尔食之，无余节度，故皆不云服法也。"苏敬则认为："芝自难得，纵获一二，岂得终久服耶"。从这些论述中，不难看出，古代天然灵芝较少，且难得，这不仅提高其价值，而且也限制其广泛应用。

我国古代学者对灵芝的生物学特性已有了一些初步认识。《神农本草经》提出："山川云雨，四时五行，阴阳昼夜之精，以生五色神芝"；东汉王充在《论衡》中指出："芝生于土，土气和，故芝草生"；陶弘景也指出"紫芝乃是朽木株上所生，状如栭"。这些论述均指出，灵芝生于"朽壤"或"朽木"之上，且需要适宜的生长条件。《礼记注疏》的"无花而生曰芝而"；《尔雅注疏》的"三秀（芝别名）无根而生"以及《本草纲目》的"一岁三华瑞草""六芝皆六月、八月采"的论述均指出，古代学者已认识到菌类有别于高等植物，没有根、茎、叶分化，不开花，一年可多次采收。许多古籍中基于对实物观察的基础上，绘出灵芝的形态图。如《抱朴子·内篇》"仙药篇"收载芝草达百种，并附图谱。1979年英国出版的《蘑菇百科全书》还专门选刊了《抱朴子》书中的一幅系带灵芝饰品的艺人图画。《太上灵宝·芝品》的序言中也指出："芝英形万端，实难辨别，故画图记，著状帖传，请据寻求"。该书收载芝草103种，绘

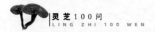

有图谱。宋代的《菌谱》亦绘有灵芝图谱。对灵芝的人工栽培亦早有论述。《抱朴子·内篇》卷十六《黄白》说："夫菌芝者，自然而生，而《仙经》有以五石五木种芝，芝生，取而服之，亦与自然芝无异，具令人长生"。《本草纲目》"菜部·芝而类·芝"条中载有"方士以木积湿处，用药敷之，即生五色芝。嘉靖（1522—1566年）中，王金尝生以献世宗"的记述。清朝《花镜》中亦有记载："道家种芝法，每以糯米饭捣烂，加雄黄，鹿头血，包暴干冬笋，俟冬至日，堆于土中自出，或灌入老树腐烂处，来年雷雨后，即可得各色灵芝矣"。从这些论述中可见，古人已认识到用"药"，即用淀粉、糖类、矿物质和有机氮化合物组成的人工培养料来栽培灵芝。甚至考虑到在"冬至日"，即低温季节施"药"，以避免杂菌污染。

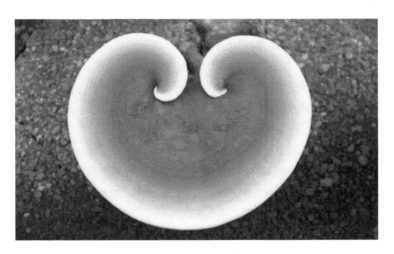

2 　灵芝是中华民族的吉祥物吗？

自汉代以来，古代儒家学者把灵芝称为"瑞草"或"瑞芝"。他们把灵芝菌盖表面的许多环形轮纹称作"瑞征"或"庆云"，视为"祥瑞""吉祥如意"的象征，形成了中华文化中特有的灵芝崇拜。天安门华表柱身装饰龙和灵芝图案，云板装饰灵芝图案，天安门华表是中华民族精神的象征，华表文化是龙文化和灵芝文化的结合体。

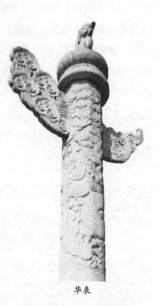

华表

《汉书·武帝纪》载："元封二年六月，宫中产芝，九茎连叶，为庆祥瑞，赦天下，并作芝房之歌以记其事"。《郊祀歌·齐房（芝房歌）》中则写道："齐房产草，九茎连叶，宫童效异，披图案牒，元气之精，回复此都，蔓蔓日茂，芝成灵华"。其实是汉武帝的行宫甘泉宫年久失修，梁木腐朽而长出灵芝，大臣便借机献媚，歌颂汉武帝的政绩，说灵芝降生宫廷是天意，乃"祥瑞"之兆。皇帝高兴，便大赦天下，并降旨要求地方向朝廷进贡灵芝。

宋代王安石在《芝阁赋》中描述了官吏逼迫民众搜寻灵芝的情景，"大臣穷搜远采，山农野老攀援狙杙，以上至不测之所，下通溪涧壑谷……人迹之所不通，往往求焉。"说明当时举国上下到处搜寻灵芝瑞草，出现了"四方以芝来告者万数"。据《宋史·五行志》记载，宋贞宗在位25年间，各地进献灵芝116次。明世宗时，将各地进献的灵芝在宫

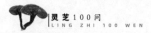

中堆积成山，称为"万岁芝山"。在交通不发达的古代，要收集如此之多的野生灵芝，极不容易。

明代山西芮城永乐宫三清殿巨幅壁画《朝元图》中，宫女手捧灵芝进献的部分真实地反映了进献灵芝的场面，《朝元图》是一幅描绘灵芝瑞应的珍贵艺术作品。

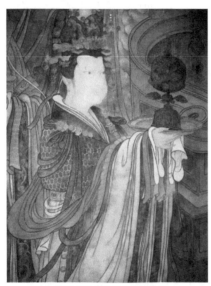

《朝元图》宫女手捧灵芝进献

历史上，灵芝以及由其衍化而成的"如意"成为我国特有的吉祥物，被广泛用以象征"赐福嘉祥""增添寿考""国泰民安"等瑞应，影响极为深远和广泛，流传至今。

在全国许多宫殿、寺庙、古建筑、服饰、刺绣、绘画、雕刻、瓷器以及出土的大量文物中，都能发现有关灵芝和从灵芝演化来的"灵芝祥云"的形象。如北京天安门城楼前华表上的"蟠龙腾驾灵芝祥云"；浮雕在天坛祈年殿宝顶上的"环绕九龙的灵芝祥云";紫禁城大殿前雕有蟠龙和灵芝祥云的御路。紫禁城、国子监和孔庙的围栏上雕刻的灵芝盆栽;孔庙中"进士提名碑"基座上雕刻的灵芝图案;雍和宫释迦牟尼佛像前的木雕灵芝盆景,凡此种种,均成为我国古代灵芝崇拜和灵芝文化的见证。

台北故宫博物院珍藏的清代缂丝《乾隆御笔新韶如意图》,图中的花瓶中插松枝、山茶与梅花,旁置柿子、百合以及灵芝。寓意"事事如意,百事祥瑞",是典型的岁朝图。

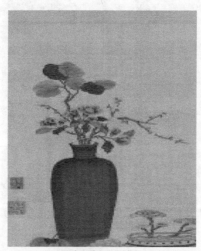

《乾隆御笔新韶如意图》

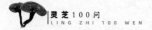

3　灵芝在我国有哪些神话传说和故事？

　　民间自古以来崇拜灵芝，认为它是吉祥、如意、富贵、长寿的象征，古今关于灵芝的故事和传说有很多，以下列举述之。

　　◆ 瑶姬化芝：灵芝神话起源于《山海经》。《山海经中次七经》说，炎帝小女名"瑶姬"，刚到出嫁之年，即"未行而卒"。她的精魂飘荡到"姑瑶之山"，"化为瑶草"，"实为灵芝"，"其叶胥茂，其华黄"。因"天帝"（炎帝）哀怜瑶姬早逝，便封她做巫山云雨之神。有一天，楚怀王来到云梦，住进一所叫"高唐"的台馆，这位渴慕爱情的女神悄然走进寝宫，向正在午睡的楚怀王倾诉情爱，楚怀王从朦胧中醒来，记起她在梦中临别时的叮嘱："妾在巫山之阳，高邱之岨，旦为朝云，暮为行雨，朝朝暮暮，阳台之下。"便给瑶姬立了一座庙，叫作"朝云"。后来，楚怀王的儿子楚襄王来这里游玩，也做了一个同样的梦。楚国著名诗人宋玉根据这两个梦，写成传颂千古的《高唐赋》和《神女赋》。现在，巫山生长灵芝特别多，传说都是女神洒下的相思子。

　　◆ 麻姑献寿：《洛神赋》。三国著名诗人曹植的代表作"洛神赋"，是一个描写人神

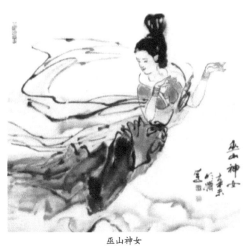

巫山神女

恋爱的故事，其中有"尔乃税驾乎蘅皋，秣驷乎芝田"，意思是你驾着华丽的马车到蘅出游，晚来将驾车的马驱赶到栽种芝草的田野上放牧。汉班固《汉武帝内传》是六朝人伪托，着重写汉武帝与西王母故事，也谈到西王母居住的昆仑山上种有芝田。这是有关灵芝神话传说的又一个系统。由此派生出另一个神话故事：旧俗三月三日为西王母寿诞，每到这一天，仙女麻姑都要到绛珠河畔采集灵芝，酿酒为王母祝寿，这段故事已成为天津杨柳青民间年画"麻姑献寿图"的主题。

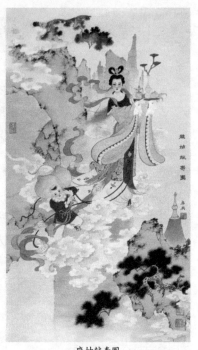

麻姑献寿图

◆ 白素贞盗仙草救夫：《白蛇传》是中国著名的民间传奇故事之一，明代作家冯梦龙《警世通言》第二十八回《白娘子永镇雷峰塔》：钱塘（今杭州）许仙，路过西湖遇雨，与白蛇、青蛇幻化之白素贞、小青同舟；白素贞、许仙互生爱慕，许仙将雨伞借白素贞，订期往访，二人成婚。金山寺僧法海暗地告诉许仙，白素贞是蛇妖所变，唆使许仙于端阳节日劝白素贞饮雄黄酒。白素贞现原形，许仙惊死。白素贞乃潜入昆仑山，盗取灵芝仙草，与鹤、鹿二童格斗。幸南极仙翁见怜，赠以灵芝，救活许仙。许仙上金山进香，多日不还。白素贞偕小青到金山寺，恳请法海放回许仙，法海不允。白素贞乃聚集水族，水漫金山，法海也召来天兵天将。白素贞因有身孕，体力不支，败退下来，败至断桥，腹

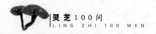

痛难行。许仙赶来，小青恨许仙负心，拔剑要斩。白素贞因夫妻情深，极力为许仙解脱，许仙一再谢罪，三人和好如初，同投许仙姐丈家安身。白素贞生一子，法海于婴儿弥月之期，将白素贞摄入金钵，压入雷峰塔下。

◆《魏志·华佗传》斐松元注引中也提到一个灵芝的传说：有名樊阿者山中迷路，得仙人指点，服食灵芝之后，得享高龄且精力旺盛过人。

◆ 在称为佛国仙山的四川峨眉山上有一处地质奇观——猪肝洞，在洞内岩石顶上，有一暗紫色巨石高悬，状若灵芝，相传，当年吕洞宾在此隐居即是靠饮此"灵芝"下滴的仙水而羽化成仙的。《峨眉县志》对此有记载："紫芝洞在罗目废县（注：罗目曾为峨眉治所，后废，今为罗目镇）之南，入山里许……昔纯阳居之"。

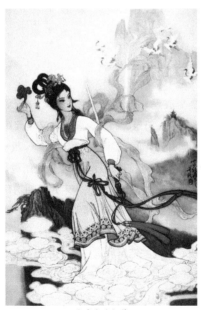

白素贞盗仙草

4 "灵芝是'中华九大仙草'"的提法确切吗?

"百度百科"是这样描述的:唐代开元年间的《道藏》把铁皮石斛、天山雪莲、三两重的人参、百二十年的首乌、花甲之茯苓、苁蓉、深山灵芝、海底珍珠、冬虫夏草并称为中华九大仙草。

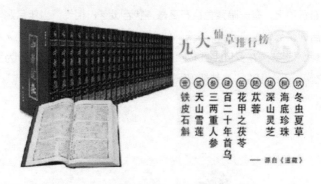

那么,《道藏》到底是一部什么书呢? 其实,《道藏》并不是一本书的书名,而是道教经卷、符录、科仪、著述等文化典籍的总汇。《道藏》的编撰始于魏晋,唐开元年间,唐玄宗令史崇玄等四十余人撰《一切道经音义》,并在此基础上四处搜访道经,加上原来所藏,纂修成《道藏》,称《开元道藏》,至唐末五代,毁于兵火。宋元两朝均有编撰,但都没有版本留存。现在我们看到的《道藏》,是明代《正统道藏》《万历续道藏》的合集,共收录各类道书1476种,5485卷。

《道藏》内容庞杂,卷帙浩繁。其中有大批道教经典、论集、科戒、符图、法术、斋仪、赞颂、宫观山志、神仙谱录和道教人物传记等,是研究道教教义及其历史的百科全书。《道藏》中还有不少有关中国古代

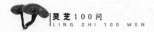

科学技术的著作，是研究中国古代医药学、养生学、化学、天文学、历法、气功、内外丹、人体科学等的重要史料。英国的李约瑟博士对中国科学技术史的研究，其中部分材料就来自《道藏》。

　　所谓中华九大仙草出自《道藏》一说，目前尚有存疑，至少没有确切出处，对于"九大仙草"之说及其出处，还待有识之士的进一步考证。

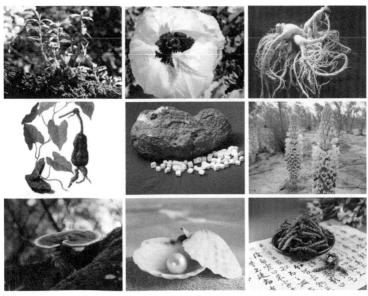

中华九大仙草图介

5　道教医学中的"仙药"指的是灵芝吗？

　　我国灵芝文化的发展受道家文化的影响最深。道教是中国的本土宗教，其哲学思想是"以生为贵"，认为只要通过清养修炼，服食"仙药"，便可白日飞升，得道成仙。葛洪在《抱朴子》中提出"神仙可学而致"的仙学理论，并编纂了许多服食芝草而升仙的神话。

　　在古代道家修炼升仙之法中，视灵芝为"仙药"之上品，服之可"后天而老"，"与天同期"。因而，灵芝被称为"神芝""仙草"，并在道教文化中呈现出一个神化的灵芝世界。如《海内十洲记》中记载，祖洲、玄洲、方丈洲等十洲三岛，都是神仙居住的仙境，遍生芝草，仙家以芝草为食，故能终生不老。在东海中的方丈洲行，有"仙家数十万，耕田种芝草，课计顷亩，如种稻状"。晋·王嘉《拾遗记》和唐·戴孚《广异记》也说，昆仑山上有芝田数百顷，皆仙人种耕；西王母居住的墉城七宝山上，芝草种类多达一万两千种。据葛洪《神仙传》记载麻姑修道于牟洲姑余山，姿容美妙，成仙后居蓬莱仙岛。农历三月三日王母寿辰，麻姑在绛珠河畔酿灵芝酒，敬献给王母做寿礼，后来民间多画此以贺寿。"麻姑献寿图"中仙女麻姑手捧灵芝酒，寿

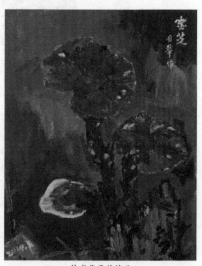

韩省华灵芝绘画

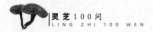

星举杯，仙童高举寿桃，仙鹤嘴衔灵芝，寓意"吉祥如意""福寿双全"。

历史上著名道家人物葛洪、陆修靖、陶弘景、孙思邈等，都很重视对灵芝的研究，对推动中国灵芝文化的发展起了积极作用。道家在服食灵芝追求长生不老的实践中，也丰富了对芝草的认识，形成了以养生为主旨的道教医学。

受世界观和科学技术水平的限制，道教对灵芝的研究有局限性并带有迷信色彩。道教所指的"芝"，包括许多菇类，如担子菌纲多孔菌科灵芝属真菌、伞菌、腹菌等一些大型真菌，也包括按道教观念炼造出来的"神芝瑞草"。"芝"已成为一种超越自然的神化生物。因此，道教宣扬的种芝、采芝、饵芝方法，也就带有神秘的宗教色彩。并因此招致古代医学者的批判，限制了古代灵芝的医药学研究和应用。

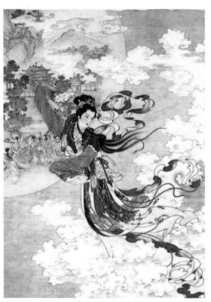

嫦娥食芝草升仙

二、认知篇

灵芝属大型真菌，全世界共发现有近200种野生灵芝，中国发现并载入《中国灵芝图鉴》中的有104种，是灵芝种类及数量分布最丰富的国家。灵芝以子实柄短，肉厚，无虫蛀，菌盖的背部或底部呈淡黄或金黄色者为最佳，子实体边缘淡黄色的生长线刚刚消退，尚未弹射出孢子者的灵芝品质最好。

灵芝及其提取物具有抗肿瘤、增强免疫功能、降血糖、保肝、抗衰老、抗炎、抗凝血等多种药理作用。灵芝的食用方法有很多种，灵芝性味稍热，可与银耳、百合、铁皮石斛等滋阴药物配伍。灵芝的主要产品包括新鲜灵芝、灵芝酒、灵芝切片、灵芝精粉、破壁灵芝孢子粉、灵芝孢子油、灵芝菌丝体、灵芝系列汤料等。

| 6 | 灵芝是一种植物还是菌菇类的？ |

　　灵芝不属于植物，是一种大型真菌。由于其子实体较大，肉眼可见，属于大型真菌，民间俗称菌菇。在分类上属真菌门、担子菌亚门、层菌纲、非褶菌目、灵芝科。灵芝的种类很多，2000年出版的《中国真菌志·灵芝科》中收录98种灵芝。大家平时看到较多的灵芝一般是指灵芝科灵芝属的灵芝种，以及与其形态相似的种。灵芝的拉丁学名为：*Ganoderma lucidum* (Leyss & Fr.) Karst，为便于区别科属名的灵芝，我们通常将灵芝(种)称为赤灵芝、赤芝。

　　灵芝一般在夏秋季生于林内枯死树木或腐烂枝叶堆积形成的地上。子实体木栓质，坚硬。灵芝大多有菌柄，菌柄侧生，或者偏生。有些则没有菌柄，直接生长在木头上。菌盖扇形、心形、半圆形、近圆形等，大小及形态变化很大，大型的个体菌盖宽达米余，小的不足1厘米。菌盖下面是子实层，是由无数小孔组成的繁殖机构，这些小孔我们称为菌管，管内产生的孢子，通过弹射空中，实现向外传播、繁衍。我们通过人工方法，把这些孢子收集加工，就是灵芝孢子粉。

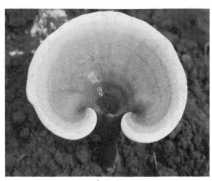

赤灵芝

　　我国是已知的灵芝科菌物种类及数量分布最丰富的国家，自然分布的总特点是东南部多而西北部少。可按我国气候带而划分为三个类型：

◆ 热带和亚热带类型：包括我国台湾、海南、福建、广东、广西壮族自治区（以下简称广西）、云南、贵州、四川等省区。这些区系内生长的灵芝科菌类有喜热灵芝（*G.calidophilum*）、海南灵芝（*G.hainanese*）、橡胶树舌（*G.philippii*）、大圆灵芝（*G.rotunodatum*）、黄边灵芝（*G.luteomarginatum*）、三角状树舌（*G.triangulatum*）、光粗柄假芝（*A.conjunctum*）、长柄鸡冠孢芝（*Haddowialongipes*）及咖啡网孢芝（*Humphreyacoffeatum*）等种类，是我国灵芝类真菌分布最集中的地区，仅贵州、广西及云南三省区就有80余种，约占全国总数的2/3以上。

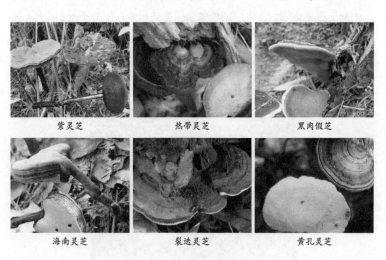

| 紫灵芝 | 热带灵芝 | 黑肉假芝 |
| 海南灵芝 | 裂迭灵芝 | 黄孔灵芝 |

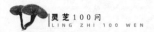

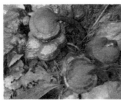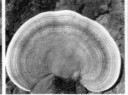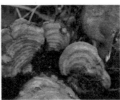

| 喜热灵芝 | 密环树舌灵芝 | 有柄树舌灵芝 |

◆ 温带型：包括北纬32°～53°的广大地区，即浙江、江苏淮河、湖北汉水以北及河南、安徽、陕西、甘肃、青海、新疆维吾尔自治区（以下简称新疆）的南部、黄河流域以及内蒙古自治区（以下简称内蒙古）、辽宁、吉林、黑龙江等地。生长在此区域内的灵芝科菌类有紫芝（*G.sinensis*）、灵芝（*G.lucidum*）、褐树舌（*G.brownii*）、假芝（*A.rugosum*）、树舌（*G.applanatum*）等。东北的北部及西北的北部地区还有松杉灵芝（*G.tsugae*）、树舌（*G.applanatum*）、蒙古树舌（*G.mongolicum*）等，种类与数量皆较少。

◆ 广泛分布型：这种类型的灵芝科菌类可以适应我国南北各地的气候条件。如树舌（*G.applanatum*）和灵芝（*G.lucidum*）。据调查，树舌分布在国内的27个省区；灵芝在全国各省区包括中国的最北端黑龙江省漠河市均有分布。

古人所谓的"芝类"常泛指"菇类"，并不一定都是灵芝。20世纪90年代，菌物学家赵继鼎等人采用现代真菌类生物分类系统对《神农本草经》中所述的"六芝"做了一些对比研究，结果指出，《神农本草经》中所述的"六芝"并非都是灵芝。"六芝"应包括青芝、赤芝、黄芝、白芝、黑芝、紫芝。据文献报道，全球共发现有近200种野生灵芝，中国发现并载入《中国灵芝图鉴》中的有104种，载入《中华人民共和国药典》的灵芝只包括赤芝和紫芝，而我们平时所称呼的灵芝一般为赤灵芝。研究表明，各种灵芝都具有一定的药用价值，但功能与效果均有不同程度的差异，有些还有毒性，不可随意采集食用。

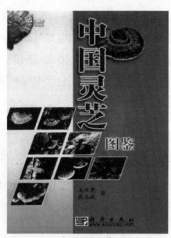

中国灵芝图鉴

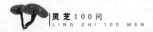

9	灵芝有哪些药理作用？《中华人民共和国药典》对灵芝有什么论述？

关于灵芝，现代医学研究证实其具有抗肿瘤、增强免疫力、降血糖、保肝、抗衰老、抗炎、抗凝血等药理作用。《神农本草经》把灵芝列为上品，谓紫芝"主耳聋，利关节，保神益精气，坚筋骨，好颜色，久服轻身不老延年"。谓赤芝"主胸中结，益心气，补中增智慧不忘，久食轻身不老，延年成仙"。《中华人民共和国药典》2015年版中关于灵芝性味归经记述如下：灵芝甘、平。归心、肺、肝、肾经。其功能与主治：补气安神，止咳平喘。用于心神不宁，失眠心悸，肺虚咳喘，虚劳短气，不思饮食。

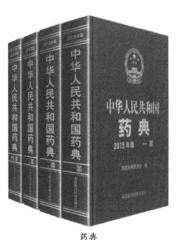

药典

10　灵芝的现代药理研究取得了哪些成果？

现代医学研究认为，灵芝及其提取物具有多种药理作用，如：抗肿瘤、增强免疫功能、降血糖、保肝、抗衰老、抗炎、抗凝血等。其中，报道最多的是灵芝多糖的抗肿瘤、抗衰老和免疫调节作用，以及灵芝酸的降血压、降低血液黏稠度、降低血栓形成及促进血液循环等作用。

◆ 抗肿瘤作用

灵芝的抗肿瘤作用机制是人们关注的热点，但是由于灵芝化学成分复杂，可抑制的肿瘤种类较多，其抗肿瘤的作用机制目前尚无定论。综合近年来的研究成果，灵芝的可能抗肿瘤机理总结为五点：一是激活或调节了机体的免疫反应；二是直接杀伤肿瘤细胞；三是抑制肿瘤血管生成；四是抑制肿瘤细胞的增殖和转移；五是诱导致癌物失活，保护正常细胞。

◆ 免疫调节作用

灵芝具有广泛的免疫调节作用，能提高机体的免疫活性。实验证明，灵芝组分中发挥免疫调节作用的主要物质是灵芝多糖、灵芝蛋白和三萜类化合物。

◆ 护肝解毒作用

灵芝已经被广泛应用于慢性肝病的治疗。灵芝酸、灵芝蛋白和灵芝多糖都对肝损伤有明显的缓解作用。

◆ 降血糖、降血脂作用

已有实验证实，灵芝多糖有明显的降血糖和降血脂作用。

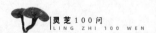

11 如何鉴别灵芝的真伪和优劣？

《中华人民共和国药典》对灵芝药材鉴别、检查、浸出物、含量测定等做出规定，这些鉴别方法，普通消费者无法做到。更为简单的方法是从外观性状对灵芝进行鉴别。

赤芝，外形呈伞形，菌盖肾形、半圆形或近圆形，直径10~18厘米，厚1~2厘米。皮壳坚硬，黄褐色至红褐色，有光泽，具环状棱纹和辐射状皱纹，边缘薄而平截，常稍内卷。菌肉白色至淡棕色。菌柄圆柱形，侧生，少偏生，长7~15厘米，直径1~3.5厘米，红褐色至紫褐色，光亮。孢子细小，黄褐色。气微香，味苦涩。

紫芝，皮壳紫黑色，有漆样光泽。菌肉锈褐色。菌柄长17~23厘米。栽培灵芝，子实体较粗壮、肥厚，直径12~22厘米，厚1.5~4厘米。皮壳外常被有大量粉尘样的黄褐色孢子。

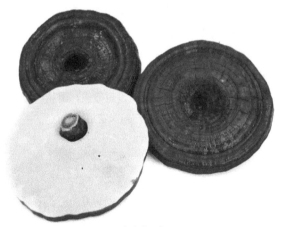

人工栽培的灵芝

松杉灵芝，子实体有柄，菌盖肾形或扇形，厚1～4厘米，木栓质，表面红色，具有光泽的皮壳，无环带，或有不明显的环带，边缘有棱纹。柄侧生，长2～10厘米，粗1～4厘米，色泽与菌盖相同或稍深。菌肉白色，近菌管处稍带浅褐色，厚0.5～1.5厘米。菌管长0.5～1.5厘米，肉桂色，管口白色，渐变与菌管相同色，每毫米4～6个。孢子褐色，卵形，内壁具明显的小刺。

人工栽培的灵芝菌盖呈木栓质，半圆形，宽12～20厘米，厚约2厘米，皮壳坚硬，初为黄色，而后渐变为红褐色，有光泽，具有环状棱纹和辐射状皱纹，边缘薄而平截，常稍内卷。菌盖下表面菌肉白色至浅棕色，由无数菌管构成；菌柄侧生，长达19厘米，直径约4厘米，红褐色或紫褐色，有漆样的光泽；菌管内有多数孢子。紫芝的子实体形状与赤芝极其相似，主要区别是菌盖与菌柄的皮壳呈紫黑色或黑色，菌肉锈褐色。

通常，灵芝的选择可从其体形、色泽、厚薄比重、虫蛀上判别其好坏。好的灵芝子实柄短，肉厚、无虫蛀，菌盖的背部或底部用放大镜观察，可以看到管孔部位，呈淡黄或金黄色者为最佳，呈白色者次之，呈灰白色而且管孔较大者则质量最次。

栽培的灵芝产品有采集孢子粉和不采集孢子粉的两种。采集孢子粉的灵芝，菌盖表面附着孢子粉，质地比较轻，市场多为这种产品。而不采集孢子粉的灵芝品种，由于孢子粉没有散失，菌盖表面比较光亮，质地较重，质量较好，多糖含量高于产粉灵芝近2倍。

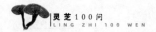

12 现在市场上还有野生的灵芝吗？

有，野生灵芝分布广，种类多，但产量低，以兴安岭到西藏划一条斜线，东南部分省份的山区、丘陵地带均有灵芝生成，但在西北少雨区，灵芝的分布甚为罕见。由于灵芝种类比较复杂，从总体看，像赤芝等一些功效确切的常用品种，比较少见，而平盖灵芝等一些不常用的却相对较多。

应当指出的是，市场上所谓的野生灵芝大多不是真正野生采集，有些是人工栽培的畸形、较小的次品灵芝，也有些是当地没有栽培的品种，如南方地区市场上，有把紫芝称野生的。而有些虽然是野生，但属于品质很差的假芝类，如黑肉假芝等。

野生灵芝野外生长环境不尽相同，因此每一个灵芝的差异比较大，表面不光滑，看上去又黑又老；而人工栽培的灵芝由于生长环境相同，每个灵芝大小均一，表面光亮。直径8厘米的野生灵芝，茎一般长12厘米左右，种植灵芝茎比较短，野生灵芝的根部往往沾泥，或是沾黑色的腐木根。8厘米以下的野生灵芝，菌面边缘通常呈黄色环形，因为生长期还没足就被摘下来了，中间深黑色，有亮泽；8厘米以上的野生灵芝，全朵菌面呈黑色，因为已经足够老了。由于采摘量大而产量低，野生灵芝逐年减少，目前市面上的野生灵芝数量较少，绝大多数均为人工种植灵芝。

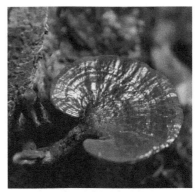

野生灵芝（郑叶青 摄）

　　长久以来，灵芝都是药用价值极高的名贵药材，相比较于人工种植的灵芝，野生灵芝定价昂贵，消费者也更愿意购买。然而野生灵芝的药效真的比人工栽培的灵芝好吗？我们知道，灵芝作为一种菌菇，自身不能进行光合作用，靠汲取腐树或者其他有机物的养料进行生长，因此，灵芝品质的好坏与菌种品种、生长环境、有效成分含量等均有较大关系。首先，自然界中由于菌种杂，许多多孔菌混杂在野生灵芝中，难以辨识，且这些野生灵芝属真菌大部分未经过药效和毒性研究，不宜随便食用；其次，野生环境中，灵芝所附生的树木养分差异较大，很难获得高品质、质量稳定的灵芝；第三，野生环境中，灵芝不能及时采摘，其中所含有效成分随着灵芝年份增加而逐渐减少，药效也因此受到影响。我国古代很早已有人工栽培灵芝，现今灵芝的栽培技术已经相当成熟，可以在室内、温室、大棚和露地栽培，可以大量生产，且质量稳定，特别是仿野生有机种植模式，能栽培出比野生更好的药材。

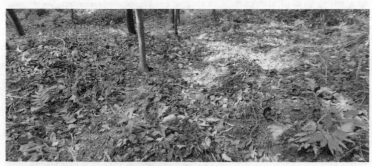

杂木林下套种紫灵芝

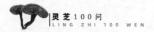

14 灵芝是越老越好吗？

　　灵芝子实体是一年生的，品质最好的灵芝是子实体边缘淡黄色的生长线刚刚消退，尚未弹射出孢子者。现在一般是先收集孢子粉，之后采集灵芝的子实体。孢子粉从子实体背光的一面喷射出来。但不应当等到灵芝的孢子喷射完毕才采摘。而野外生长的灵芝与许多农作物一样，周年生长，初春萌芽，夏季成熟，秋季收获，冬季凋敝。灵芝凋敝却不是植株败落，而是伞状的灵芝盖和根变硬木质化，除非被虫蛀或霉菌污染，否则将常年累月矗立着。实际上，其内部的营养价值与初生第一年比，已经大打折扣。所以灵芝越老木质成分越多，有效成分越少。因此，灵芝不是越老越好，"千年灵芝"也只是美丽的传说。

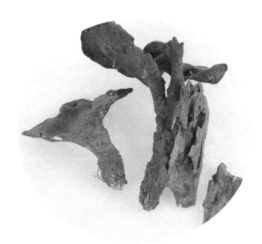

棺材灵芝

　　有人说，灵芝越大越好，答案真的如此吗？灵芝按照其芝盖的直径，分为：一级品（芝盖10厘米以上）；二级品（芝盖8～10厘米）；三级品（8.5厘米）；等外品（5厘米以下）。一般来说，《中华人民共和国药典》收录的药用品种——赤芝、紫芝可以按照以上标准进行分级。灵芝的大小与灵芝的种类、生长环境、培养料多少、栽培管理等因素有关，按照生物转化率，灵芝要长的大，必须要有足够的培养料。随着生长周期增加，菌盖直径随之增加，其子实体木质化程度提高、重量增重，研究表明灵芝的大小与活性成分的含量不存在相关性，灵芝越大越好是没有依据的。但大灵芝可用于观赏、宣传等，自有其独特用处。

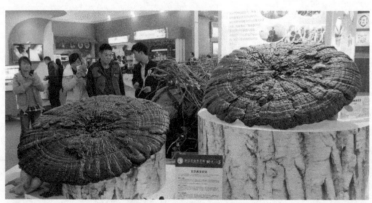

列入浙江农业吉尼斯纪录的灵芝

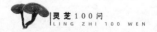

16 黑色的灵芝比其他颜色的灵芝要好吗？

按照品种不同，灵芝的菌盖有很多种颜色，主要是红黄色，包括赤芝、松杉灵芝、无柄灵芝、拟热带灵芝等；紫黑色，包括紫芝、黑芝、紫光灵芝、硬孔灵芝、假芝等；棕褐色，包括树舌灵芝、褐灵芝等。不同品种的灵芝其主要有效成分和主要功效亦不尽相同，因此，鉴别灵芝不能光从颜色上区分。

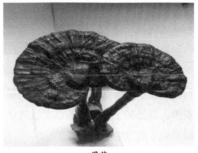

黑芝

所谓黑色灵芝有三种情况，一是紫芝，它与赤芝的活性物质、功效不同，二者可比性差，难以说明哪个更好；二是灵芝科一些色泽较深的种，如黑紫灵芝等，由于这些种的功效不及赤

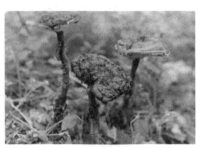

假芝

芝，所以没有进行人工分离、栽培；三是假芝属的多个种。假芝也称乌芝，许多种色泽乌黑，但质地松软，药用保健功能较差，部分种可能存在有毒有害成分，一般不建议食用。

17　灵芝的子实体和菌丝体各是什么意思？

灵芝的孢子等萌发形成菌丝，灵芝菌丝不断地分化、吸收养分，在合适的光照、空气、温度等条件配合下形成灵芝子实体，子实体成熟后弹射孢子粉。

子实体（*fruiting body*）是高等真菌产生孢子的生殖体，即果实体，由已组织化了的菌丝体组成。在担子菌中又叫担子果，在子囊菌中又叫子囊果。灵芝的子实体指的是灵芝的地上部分，是灵芝的产孢构造，由已组织化了的气生菌丝组成。

单一丝网状细胞称为菌丝，许多菌丝连接在一起组成的营养体类型称为菌丝体。菌丝分化为营养菌丝和气生菌丝。营养菌丝，又称基内菌丝、基质菌丝、一级菌丝，主要功能是吸收营养物质，有的可产生不同的色素，是菌种鉴定的重要依据；气生菌丝，又称为二级菌丝，是从基质伸向空气中的菌丝体，气生菌丝体主要特化成各种形态的子实体。

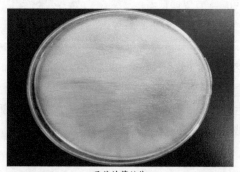

灵芝的菌丝体

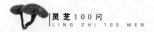

18   灵芝有几种吃法，怎么吃最好？

灵芝的食用方法有很多种，如泡茶、煎汤、浸酒、入膳等方法。

◆方法一：

泡茶——将灵芝切片或小切块放入茶杯内，用开水冲泡成茶，具有提神、消除疲劳的功效。可以重复冲泡3次。

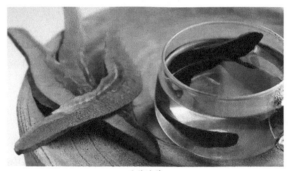

灵芝泡茶

◆方法二：

煎汤——将灵芝切片加水，像煎中药一样熬水服用，有利于治疗甲亢、失眠、便溏、腹泻等症。

◆方法三：

浸酒——灵芝子实体切碎后放入密封瓶中用白酒浸泡，白酒变成棕红色即可饮用，可加入适量蜂蜜或冰糖，对改善神经衰弱、消化不良、咳嗽气喘等症有显著效果。

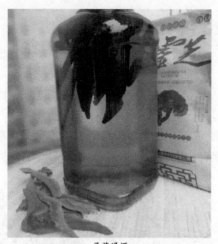

灵芝浸酒

◆ 方法四：

入膳——灵芝还可与肉类、其他菌菇、中药材等一起炖汤，如灵芝炖猪蹄、灵芝乌鸡汤、灵芝扶正汤、灵芝陈皮老鸭汤、灵芝清补汤等。根据不同汤方，具有养阴润燥、健脾安神、益肾养肝、提高免疫力、止咳祛痰、安神益智等不同功效。

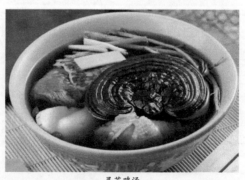

灵芝鸡汤

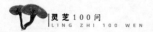

19 灵芝能和铁皮石斛一起吃吗？

可以的，单吃铁皮石斛，可以益胃生津，滋阴清热，但不能去除湿气，且性微寒。灵芝性平微温，在服用铁皮石斛的基础上加入灵芝可以使药性平和，既能"补气祛湿"，又可以协同铁皮石斛"补虚"，入心、肝、脾、肺、肾五脏，被誉为"上住清补养生组合"。民间有"吃药一箩筐，不如铁皮石斛、灵芝一碗汤"的说法。

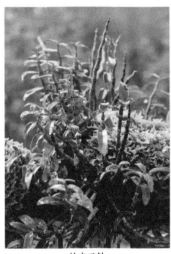
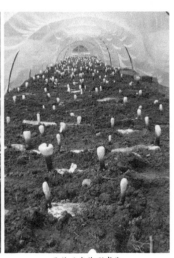

铁皮石斛　　　　　　　　　　灵芝子实体形成期

新鲜的灵芝经适当处理后也是可以食用的。灵芝采收后，去掉表面的泥沙及灰尘，切制成薄片，加10～15倍水煎煮2～3小时，取灵芝汤服用，也可直接用净制的新鲜灵芝片泡茶喝。新鲜灵芝保存期比较短，要防霉、防蛀。

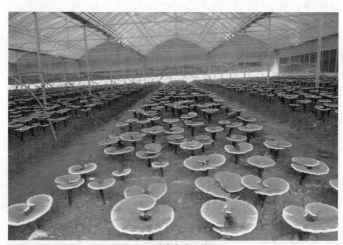

灵芝生态栽培

21 从中药角度讲，灵芝的配伍有什么讲究？

关于灵芝的配伍，中药十八反和十九畏中均未对灵芝的配伍禁忌做出说明。根据2015年版《中华人民共和国药典》，灵芝性甘、平。但实际情况中，灵芝性味微温，有些怕热体质的人服用后易上火，可与银耳、百合、铁皮石斛等滋阴药物配伍。

根据历代方书记载，灵芝可与不同的中药材配合服用，能产生不同的功效。

中医界认为灵芝具有"扶正固本"的作用，可"补五脏之气"，应用范围非常广泛，无论心、肝、脾、肺、肾脏虚弱，均可服用。灵芝能滋补强壮，改善脏腑功能。常单味煎服或制成多种剂型口服，亦可随证配伍，根据服用者的具体需求，采取不同的组合。

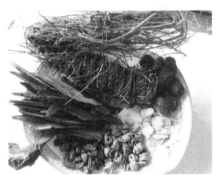

灵芝配伍

如气血两虚者，可配人参、黄芪、当归、熟地黄等以增益气补血之效。若血不养心，心悸、失眠者，可与酸枣仁、柏子仁等同用，以养心安神，助睡眠。若肺气不足，咳喘不已者，可与人参、五味子等同用，以保肺气而止喘咳。若脾气虚弱，食欲不振，体虚乏力者，可与白术、茯苓等同用，以健脾益气。

具体的吃法可以在中医师指导下配伍。

22 灵芝、铁皮石斛、人参和冬虫夏草各有什么功效？

　　这四种都是名贵中药材，但其主要化学成分和功效不尽相同，其养生价值根据人体自身情况的不同而有差异。

　　灵芝的功能与主治为：补气安神，止咳平喘。用于心神不宁，失眠心悸，肺虚咳喘，虚劳短气，不思饮食。

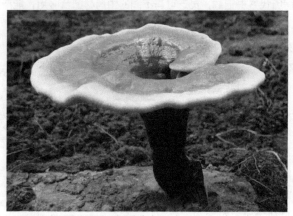

硬孔灵芝（人工）

　　铁皮石斛的功能与主治为：益胃生津，滋阴清热。用于热病津伤，口干烦渴，胃阴不足，食少干呕，病后虚热不退，阴虚火旺，骨蒸劳热，目暗不明，筋骨痿软。

　　人参的功能与主治为：大补元气，复脉固脱，补脾益肺，生津养血，安神益智。用于体虚欲脱，肢冷脉微，脾虚食少，肺虚喘咳，津伤口渴，内热消渴，气血亏虚，久病虚羸，惊悸失眠，阳痿宫冷。

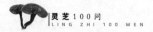

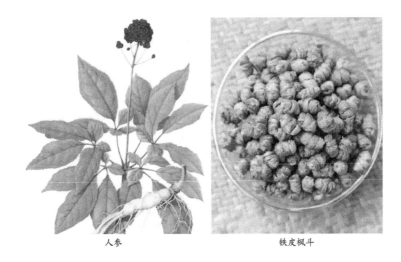

人参 　　　　　　　　　　　　铁皮枫斗

　　冬虫夏草的功能与主治为：补肾益肺，止血化痰。用于肾虚精亏，阳痿遗精，腰膝酸痛，久咳虚喘，劳嗽咯血。

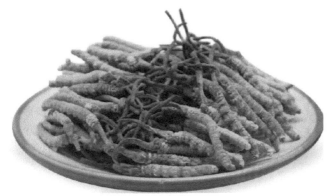

冬虫夏草

23　家庭如何存贮灵芝及破壁孢子粉？

　　一般家庭用户买到的灵芝子实体（切片）或破壁孢子粉，要及时服用。子实体（切片）建议买回来后在太阳下暴晒一天，然后用袋子密封后放在干燥通风的地方，要注意防霉、防蛀，隔一段时间拿出来晒一下太阳，保持子实体干燥。

　　破壁孢子粉应放置阴凉避光干燥处或冰箱冷冻室保藏，以防氧化变质。

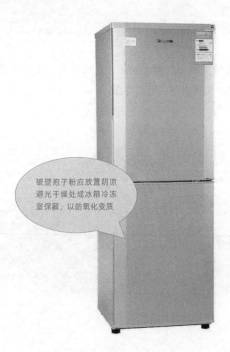

破壁孢子粉应放置阴凉避光干燥处或冰箱冷冻室保藏，以防氧化变质

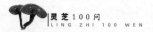

24 灵芝在市场上都有哪些产品？

目前市面上灵芝的主要产品包括：新鲜灵芝、灵芝酒、灵芝切片、灵芝超细粉（包括胶囊、袋泡茶）、灵芝提取物（包括胶囊、片剂）、破壁灵芝孢子粉（包括颗粒、胶囊、片剂）、灵芝孢子油（软胶囊）、灵芝菌丝体（包括片剂、胶囊）、灵芝系列汤料等。随着灵芝列入食药同源物质，使用灵芝开发的食品系列会越来越多的。

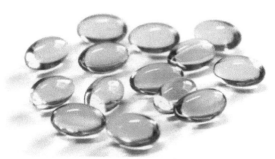

灵芝孢子油（软胶囊）

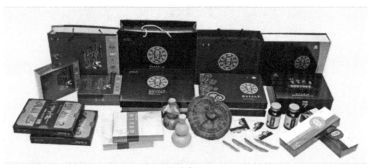

灵芝产品

灵芝提取物是指适时采收成熟的新鲜子实体，烘干后经热水浸提（或酒精提取）、过滤、浓缩、干燥等工艺得到的黄褐色粉体，主要成分为灵芝三萜类化合物和灵芝多糖。

灵芝切片，即未产孢的灵芝子实体切成的2～4毫米的厚片。

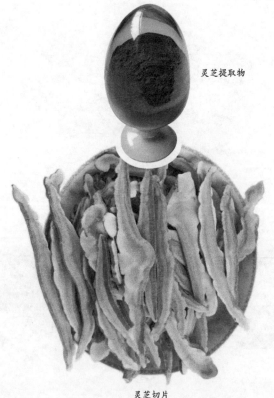

灵芝提取物

灵芝切片

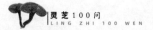

26 灵芝孢子粉是什么东西?

灵芝孢子粉是灵芝在生长成熟期从灵芝菌褶中弹射释放出的极其微小的卵形生殖细胞，即灵芝的种子。每个灵芝孢子5～8微米，是活体生物体，双壁结构，外被坚硬的几丁质纤维素所包围，人体很难充分吸收，孢子内含有大量的遗传物质如核酸、核苷酸及多糖、腺苷、蛋白质、酶类、硒元素等特殊成分。

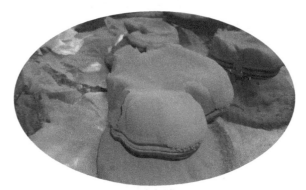

灵芝孢子粉

灵芝孢子具有双层坚硬的细胞壁，主要是由几丁质、粗纤维等物质构成，占整个孢子的 65% 左右，且灵芝孢子中无机元素硅、钙主要存在于孢壁上，导致灵芝孢壁坚韧。由于其结构复杂、坚硬且耐酸碱，极难被人体胃酸消化，所以不破壁的孢子人体很难消化吸收，只有打开双壁，由双壁紧裹的有效成分才能最大程度地释放，才有利于人体吸收。相关研究表明服用未破壁的孢子，只有 12% 左右的有效成分能被人体吸收，而破壁灵芝孢子粉的有效成分吸收率在 95% 以上，且破壁后的灵芝孢子粉其多糖含量、三萜含量明显高于未破壁的灵芝孢子。因此，进行破壁处理是必要的。

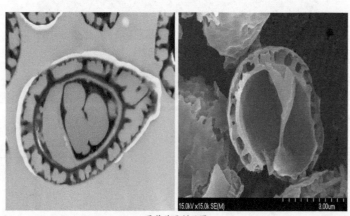

灵芝孢子剖面图

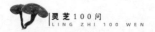

28 人们常说的灵芝孢子粉破壁率是什么意思？破壁率能达到100%吗？

完整的灵芝孢子经加工后使其细胞壁破碎，破碎的孢子与未破壁前完整孢子的比例即为破壁率。加工后，破碎后的孢子由于破损程度不同较难计数，因此破壁率的计算一般是以一定重量未破壁前完整孢子个数减去相同重量破壁后完整孢子个数之差与未破壁前完整孢子个数的百分率。

由于灵芝孢子非常细小，大小只有长6～11微米 × 宽4～7微米，因此，加工过程要将所有的孢子全部破碎是有难度的，经无数次的破壁加工虽然可以使几乎所有的灵芝孢子粉细胞壁破碎几近达到100%的破壁率，但是这也会导致灵芝孢子粉高温焦化和营养成分受到破坏，变成棕黑色，98%～99%的破壁率已能保证人体对灵芝孢子粉营养的吸收，没有必要一味去追求100%的破壁率。另外在检测过程中，由于检测方法的局限性，对于破壁率检测达100%是有可能的。

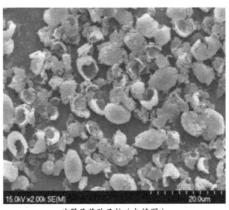

破壁灵芝孢子粉（电镜图）

灵芝孢子的破壁方法主要有4种类型。

◆ 机械法：

通过碾压、挤压、喷射粉碎、气流粉碎、撞击等机械作用破坏灵芝孢子壁。使用的设备有碾压机、挤压机、超微粉碎机等。超微粉碎机的工作原理有多种，比较常见的有球磨、喷射、气流。

目前采用这类机械方法进行灵芝孢子破壁加工比较普遍，不同工作原理对产品品质的影响也不尽相同，如：采用超微粉碎振动磨等通过碾压、挤压等破壁方式的设备，其优点是简单易行，但同时易引起机械的磨损从而污染产品，导致重金属超标；而采用超音速气流粉碎机等以气流为介质的破壁方法，其优点是产品无污染、品质有保证，缺点是机械设备结构复杂、价格相对较高、运行成本高。

◆ 生物法：

酶解法：使用纤维素酶、半纤维素酶、蛋白酶、果胶酶、溶菌酶、几丁质酶等使灵芝孢子壁降解，达到破壁的目的。主要处理过程是：在含有上述1种或者多种酶的溶液中浸泡灵芝孢子一定时间（通常是几天）。

菌溶法：使用酵母菌等进行灵芝孢子的发酵处理，破坏灵芝孢子壁。

激活孢子：利用孢子萌发力破坏灵芝孢子壁。

这类方法的优点是能量消耗小、破碎效果好；缺点是作用时间很长，去除产品中的酶或菌十分困难。

◆ 化学法：

包括溶剂浸泡、酸降解、碱降解等方法。主要处理方法类似于酶解法，只是浸泡使用的溶剂不同。

这类方法的优点与生物法类似，缺点是往往导致有效成分变性。

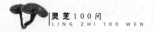

◆ 物理法：

使用低温、冷冻（脆化）、超声波等物理作用破坏灵芝孢子壁。

低温和冷冻的基本原理是利用灵芝孢子中的水分在低温条件下结晶、冰晶长大等作用破坏灵芝孢子壁，或者利用低温条件下灵芝孢子壁的特殊力学性能进行破坏。超声波法是利用超声的机械振荡作用破坏灵芝孢子壁，微波法则是利用高频电磁波的作用破坏灵芝孢子壁。

因工作原理不同，各种方法的优缺点也不同，一般来说，这类方法的缺点是破壁率不高，或者设备投资较大。

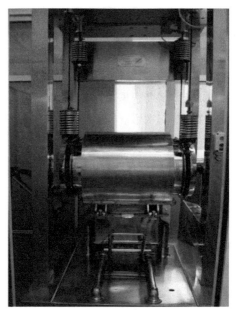

超微粉碎机

影响灵芝孢子粉破壁加工质量的因素有许多，需要购买灵芝孢子粉的，可以去生产厂家，重点考察以下四方面情况：

◆ 灵芝孢子粉原料的品质很重要。需向厂家了解是否建立了自己的灵芝孢子粉原料生产基地，是不是用原木栽培？基地周边环境空气、水、土壤是否无污染？

◆ 灵芝孢子粉的预处理方式很重要。灵芝孢子粉形成需2个多月，收集过程中难免会飞入粉尘泥沙，容易导致重金属超标，水分含量也偏高，因此一定要进行预处理，进行水洗分选除去粉尘泥沙，然后干燥控制孢子粉原料含水量7%以下，密封保存待破壁加工。

◆ 破壁加工的工艺与设备很重要，有些设备会导致在加工过程中引起重金属等有害物质的二次污染，从而影响产品品质。超音速气流破壁技术可有效避免重金属等有害物质的二次污染，为目前理想的破壁方式。

◆ 破壁加工的厂房环境条件很重要。初级破壁要求在符合中药饮片加工条件的厂房中，破壁后干燥灭菌、二次破壁、筛分、混均、内包装必须在10万级的洁净区内加工，充填胶囊和粉剂包装必须放在符合保健食品GMP要求的10万级洁净区进行，也就是说标准的灵芝破壁孢子粉加工需具备二个独立的10万级洁净区。

31 破壁灵芝孢子粉是选择颜色浅的好，还是深的好？

　　浙江省中药炮制规范（2015年版）规定未破壁孢子粉为黄棕色，破壁后的灵芝孢子粉颜色为棕褐色。目前市场上孢子粉颜色有深有浅，主要是跟孢子粉加工工艺有关。一般情况下破壁后颜色比原料会加深，但也不表示颜色越深越好，如采用振动磨破壁，破壁的时间越久其破壁率会越高但同时颜色也会越深，因而容易导致重金属和过氧化值超标，相反，破壁的时间越短，颜色越浅也有可能造成破壁率不合格。

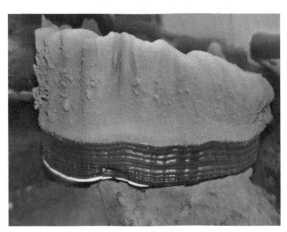

采收前的灵芝孢子粉

浙江省中药炮制规范(2015年版)规定破壁后的灵芝孢子粉气微,表示气味比较淡、没有浓郁的气味。一般来说品质高的破壁灵芝孢子粉有股淡淡的菌香味,如果闻到有哈喇味,有可能孢子粉已经氧化变质,建议不要食用。

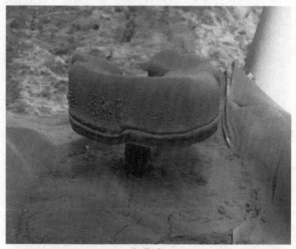

仙芝2号

33 破壁灵芝孢子粉入口有无颗粒感？有苦味吗？

　　按照浙江省中药炮制规范（2015年版）生产的破壁灵芝孢子粉是没有颗粒感的，有颗粒感可能是含有泥沙等杂质造成，同时该规范也规定破壁后的灵芝孢子粉味淡或微苦。

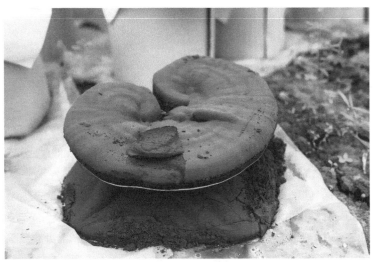

龙芝2号（黄邦辉 摄）

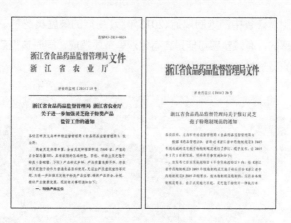

目前破壁灵芝孢子粉在市场上以药品(含中药饮片)、保健食品形式流通是合法的。

根据《国家卫生计生委办公厅关于破壁灵芝孢子粉有关问题的复函》(国卫办食品函〔2014〕390号)、《食品药品监管总局办公厅关于依法查处违法生产经营含破壁灵芝孢子粉产品的通知》(食药监办食监三〔2014〕173号)文件,明确规定破壁灵芝孢子粉不宜作为普通食品原料,不得使用破壁灵芝孢子粉作为原料生产加工普通食品,不得经营含破壁灵芝孢子粉的普通食品,使用破壁灵芝孢子粉作为原料生产加工保健食品应当取得保健食品批准文号,对于黑窝点非法生产破壁灵芝孢子粉产品的,依法予以严厉打击。

同时浙江省食品药品监督管理局、浙江省农业厅也联合出台了《关于进一步加强灵芝孢子粉类产品监管工作的通知》(浙食药监规)〔2014〕

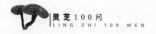

19号）文件，明确了产品定位，允许灵芝孢子粉作为药品（含中药饮片）、保健食品生产原料，不得作为普通食品原料。浙江省内以中药饮片形式流通的，其生产规范和产品标准应严格执行浙江省中药炮制规范（2015年版）要求。

根据国家卫健委、市场监督管理总局《关于对党参等9种物质开展按照传统既是食品又是中药材的物质管理试点工作的通知》（国卫食品函〔2019〕311号）精神，需由地方提出试点方案，包括试点的食药物质种类、风险监测计划和配套监管措施等，报请省级人民政府同意后，报国家卫生健康委与国家市场监管总局核定，合规企业可生产相关的食品并可市场销售。

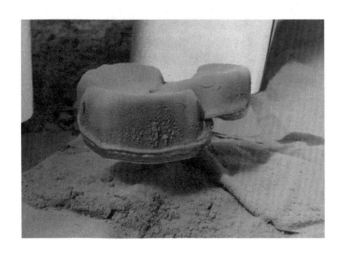

灵芝切片是用整个的灵芝子实体切成薄片，是最传统的灵芝产品。灵芝切片具有灵芝有效成分全面的特点，特别是未采集孢子粉灵芝加工的孢子粉，质量更好。但是，它不能直接食用，如果采用煎服食用，需要文火2小时以上，才能使灵芝有效成分充分溢出，因此，食用比较麻烦。

灵芝超细粉是采用现代超微粉碎技术，将灵芝以物理方法加工成120目以上（120微米以下）的超细粉末，从而实现灵芝的直接食用，可有效提升人体吸收率，但由于只是经过物理粉碎使形态发生变化，其有效成分依然不高。

为解决灵芝片和灵芝超细粉产品存在的不足，我们把灵芝切片，采用热水浸提（或酒精提取）、真空浓缩、喷雾干燥、纯化等工艺，将灵芝的主要活性成分提取，形成浸膏粉，这就是灵芝提取物。灵芝提取物富含灵芝三萜、灵芝多糖等灵芝主要功效成分，是灵芝高倍浓缩而成的灵芝精华，市场产品一般称灵芝提取物、灵芝多糖等。

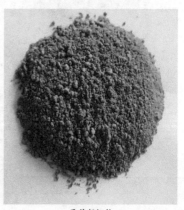

灵芝超细粉

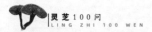

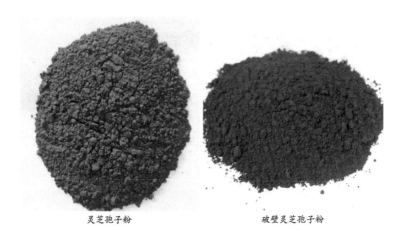

灵芝孢子粉   破壁灵芝孢子粉

　　灵芝孢子粉是灵芝在生长成熟期，从灵芝菌管中弹射出来的生殖细胞。我们通过技术手段，将无数的灵芝孢子收集后，就是灵芝孢子粉。灵芝孢子具有灵芝的全部遗传物质和有效活性物质，但它呈双壁结构，外被坚硬的几丁质纤维素所包围，人体较难充分吸收。因此，采用物理的破壁工艺，打破灵芝孢子后，使其更有利于人体肠胃的直接吸收。这种经过破壁工艺生产的灵芝孢子粉就是破壁灵芝孢子粉。

　　上述的各种灵芝产品都有它的优点，也有它的不足，应根据用途，合理选用。

　　相关检测表明，段木栽培的灵芝孢子粉相对于代料灵芝孢子粉容重大，饱满度高，品质好，有效成分含量高。研究表明生长在段木上的灵芝具有前体物质，可以诱导出重要的次生代谢产物，如三萜类化合物等，因此品质好。

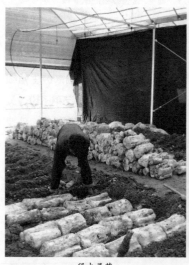
段木灵芝

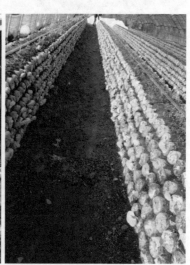
代料灵芝

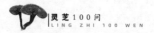

37 破壁灵芝孢子粉为什么有的价格很贵？有的却很便宜？

　　市场上存在不同灵芝品种、不同栽培方式、不同加工工艺、不同品牌的灵芝孢子粉，其价格也是天差地别，价格的差别主要还是由于产品品质的不同。对于消费者来说，如何正确选择合适的产品是非常关键的，因此如何鉴别质量参差不齐的灵芝孢子粉就是一个大问题。灵芝孢子粉根据工艺大体分为三大类：未破壁的灵芝孢子、普通型破壁的灵芝孢子粉和基于新型去壁工艺技术的破壁灵芝孢子粉。一般而言，生产规范、加工科学，生产企业获得保健食品批文（蓝帽子）或者通过药品生产许可证及 GMP 认证，其产品才能保证安全有效。有些企业采用新型工艺破壁和去壁专利技术，将瘪壳及泥沙等杂质去除，还能保证重金属和过氧化值不超标，同时去除灵芝孢子粉壁壳使得灵芝孢子多糖、三萜等有效成分显著提升，也更有利于人体消化吸收，是品质比较高的破壁灵芝孢子粉，价格也较高。

概括起来主要分为一闻、二看、三尝、四泡等鉴别方法，具体见下表。

类型\n项目	未破壁的\n灵芝孢子粉	破壁\n灵芝孢子粉	去壁\n灵芝孢子粉
气味	有一股淡淡菌香味，未处理干净的有时会有泥土味或霉味	由于在破壁过程中没有去除孢子壁壳、分离孢子油，容易氧化变质，产生哈喇味(油蒿味)	由于在加工过程中去除了孢子壁壳，分离了孢子油，有天然浓香味
颜色	黄褐色至褐色	褐色至棕褐色，比本色要深、黑	褐色至棕褐色。从颜色角度看更接近本色
口感	灵芝三萜含量较低，尝起来味不苦或者苦味不明显	由于灵芝孢子三萜的含量高，苦味会明显一些	
溶解性	水较清，孢子粉不会溶到水里，大部分浮于杯中水中上部和表面	水带淡黄色，部分有效成分溶于水里，杯底沉淀物多，上下分层明显	经热水冲泡后会溶于水，整杯水会变成棕色，杯底无沉淀，水表面无悬浮的孢子粉
手感	质轻、手感细腻无油迹，未去瘪去杂的灵芝孢子或有泥沙感	较细腻、光滑，由于有油分因此有粘连成小块，但用手一搓就散开	细腻、光滑，因为有效成分含量高，微有黏性
资质	了解灵芝孢子粉的生产是否为正规、合法的厂家进行生产是非常关键的		
工艺	以灵芝孢子为原料，经过筛、干燥、灭菌、包装而成	以灵芝孢子粉为原料，经去瘪去杂前处理，采用挤压、碾磨、剪切、气流粉碎等方式将孢子粉破壁后制成	以破壁灵芝孢子粉为原料，经萃取和提取去除壁壳、浓缩干燥等工艺制得
优缺点	有效成分包裹在壁壳内，直接口服很难被人体消化吸收	有效成分释放出来，提高了人体利用率，但几丁质壁壳、孢子油等物质仍与有效成分混杂在一起，有效成分含量低、药效差，也受限于破壁装备及生产工艺等容易出现重金属污染、氧化变质等问题，影响产品质量	去除几丁质壁壳、充分保留有效成分，使多糖、三萜等成分含量显著提高，同时也解决了易氧化、重金属超标等问题，显著提高了产品的安全性、有效性、可控性

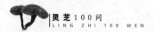

第一代灵芝孢子粉

（不破壁）

不溶于水

溶液澄清，分层非常明显
沉淀物主要为灵芝孢子粉

分析：不破壁灵芝孢子粉不溶于水，因壁壳为几丁质坚硬物质，更不能被人体吸收。三萜等有效成分无法释出，溶液没有一丝苦味。

第二代灵芝孢子粉

（破壁）

微溶于水

溶液浅黄色，分层较明显
沉淀物主要为残留的壁壳

分析：灵芝孢子粉中约65%为无效的壁壳成分，虽然有破壁，但壁壳仍为破壁孢子粉的主流成分，三萜等有效成分含量偏低，溶液苦味不明显。

第三代灵芝孢子粉

（破壁 + 去壁）

基本溶于水

溶液深棕色
未现明显分层

分析：破壁灵芝孢子粉去壁提取后，三萜等有效成分成倍提升，溶液苦味浓郁。

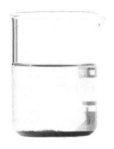
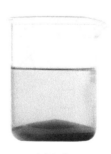

溶解标准

39　已采孢与未采孢的灵芝如何鉴别？

　　未采孢的子实体比较饱满、光滑、平整，芝盖背面黄白色、无裂缝，且质重坚实；孢子粉弹射后期，灵芝处于衰败期，此时子实体内大量孢子弹射后，子实体菌盖表面光泽度下降、变得褶皱，且重量减轻，质地松软以致用手很容易掰开，芝盖背面颜色转暗，菌管孔破裂，因此，有的地区将该类子实体作为等外品。

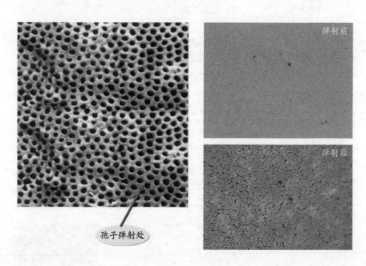

孢子弹射处

弹射前

弹射后

40 灵芝粉、灵芝孢子粉、破壁灵芝孢子粉的区别是什么？

对于专业人士来说，要区别这三种产品，在显微镜下可以一目了然。但是对于普通消费者，我们在购买过程中肯定不可能随身携带显微镜，最简单、最直接的判断方法是通过味道与颜色的区别来判断。具体区别详见下表。

内容 ＼ 类型	灵芝粉	灵芝孢子粉	破壁灵芝孢子粉
定义	是适时采收成熟的新鲜灵芝子实体为原料经烘干后通过机械设备粉碎、过筛等处理后的粉末	是灵芝发育成熟期，从灵芝菌褶中弹射释放出来的担孢子，是极其微小的卵形生殖细胞	是通过机械设备粉碎等方法把灵芝孢子粉破壁后加工而成的产品
显微结构	生物显微镜(放大640倍以上)下观察，菌丝散在或黏结成团，无色或淡棕色。在扫描电镜下观察成细圆柱状，稍弯曲，有分枝，长短不一	卵型，只有5~12个微米，任意抽取少许灵芝孢子粉样本制片，放在生物显微镜下(放大640倍以上)观察，能够非常清晰地看到一颗颗卵型的孢子，无其他任何形状，即为纯正孢子	生物显微镜(放大640倍以上)下观察为褐色碎片，偶见完整孢子，有时有油滴
味道	味苦涩，取少量灵芝粉末放入口中，刚开始用舌尖或舌头中部去感受苦味时，不是特别明显，当将灵芝粉咽下时，舌根处苦涩味很浓。且灵芝粉入嘴不化	味淡，未经清洗过的灵芝孢子粉入嘴后有颗粒感	味淡或微苦，有回甘，且灵芝孢子粉入嘴即化
颜色	浅黄色，颜色较之灵芝孢子粉浅(浙江地区采用的灵芝均为赤灵芝)	黄褐色粉末状 两者外观细腻，用拇指和食指轻轻搓摸，有光滑细腻感，无粘连、无沙砾等异物的感觉	棕褐色粉状物

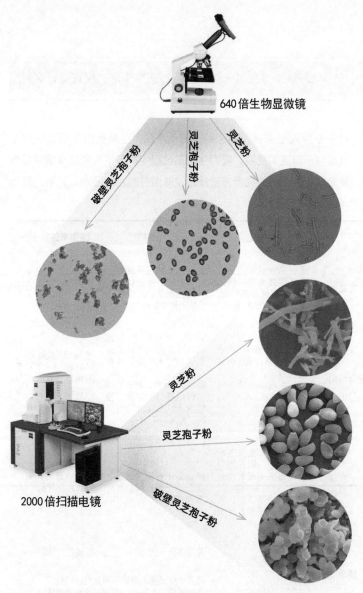

640倍生物显微镜

破壁灵芝孢子粉　　灵芝孢子粉　　灵芝粉

2000倍扫描电镜

灵芝粉

灵芝孢子粉

破壁灵芝孢子粉

灵芝粉、灵芝孢子粉、破壁灵芝孢子粉在显微镜和电镜下的区别

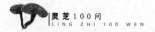

灵芝100问
LING ZHI 100 WEN

41 灵芝是否有国际标准？

《ISO21315：2018中医药－灵芝》已于2018年12月20日正式发布，是 ISO/TC249 发布的第三个中药材质量国际标准，由浙江寿仙谷医药股份有限公司主导制定，对促进浙江省中医药一带一路建设发挥积极作用。国际标准灵芝子实体的标志性成分是灵芝多糖、灵芝酸 A。

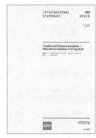

《ISO 21315：2018中医药—灵芝》

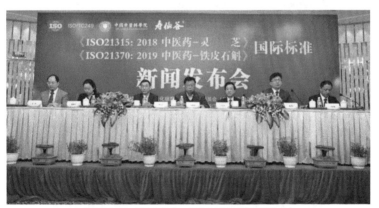

《ISO21315：2018中医药－灵芝》国际标准新闻发布会

◆ 外形呈伞状，菌盖肾形、半圆形或近圆形，直径 10～30 厘米，厚 1～4 厘米；

◆ 菌盖黄褐色至红褐色，有光泽，具环状棱纹和辐射状皱纹；

◆ 菌柄圆柱形，侧生，少偏生，长 4～15 厘米，直径 1～3.5 厘米，红褐色，光亮；

◆ 孢子细小，黄褐色；

◆ 气微香，味苦涩；

◆ 皮壳坚硬，颜色与菌盖近似，菌肉白色至淡棕色，菌管长度不一。

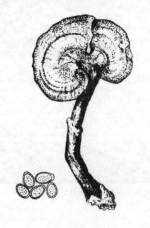
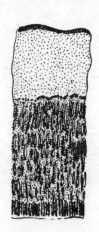

《ISO21315：2018中医药－灵芝》国际标准外观性状

43 灵芝与桦褐孔菌有什么区别？

　　桦褐孔菌（*Inonotus obliquus*）是分布于俄罗斯、芬兰、波兰、日本北海道，以及我国的黑龙江、吉林等地的一种珍贵药用菌。生于白桦、银桦、榆树、赤杨等树活立木树皮下，或砍伐后树木的枯干上。桦褐孔菌呈现瘤状（不育性的块状物），外表黑灰，深裂，内部黄色，很硬。

　　在俄罗斯，人们认为桦褐孔菌是一种能治百病的万能神药，是上帝赐给苦难人类的一种神奇礼物，可用来防治肝癌、艾滋病、大肠杆菌中毒等多种疑难杂症。日本科研人员认为桦褐孔菌含有大量的抗癌、降血压、降血糖、复活免疫作用的植物纤维类多糖体。可以提高免疫细胞的活力，抑制癌细胞扩散和复发，在胃肠内防止致癌物质等有害物质的吸收，并促进排泄。

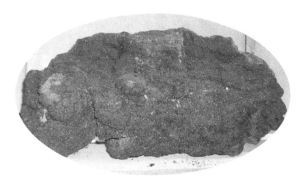

桦褐孔菌

三、养生篇

现代医学证明，灵芝有抗血栓形成、使血压正常化、改善高血脂症、防止动脉硬化、使中枢神经等机体机能保持平衡、提高免疫力、有镇痛作用，可以减轻癌症或其他疾病的疼痛、防止老化等八大作用。适合身体虚弱，免疫力低下、长期处于亚健康状态、慢性疾病患者、肿瘤化疗患者、内分泌失调、长期接触电脑等各种辐射源、正在服用中西药物、支气管炎、哮喘患者、便秘和中老年人，推荐用量为每日6～12克子实体。儿童每天用量为成人的1/5～1/4，女性更年期、孕期也能食用。灵芝与其他食品药品一起服用一般没有禁忌。灵芝药效一般要10多天后起效，个别要30～60天才起效。若用于保健，达到延年益寿、美容养颜的功效，则需坚持长期服用。

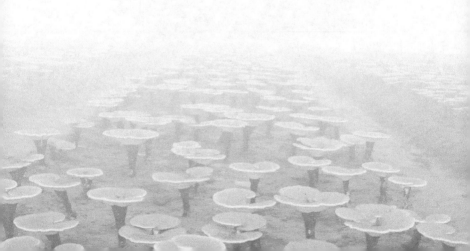

44 | 灵芝有哪些功效？主治是什么？

现代药理研究表明，灵芝对老年慢性气管炎、肝炎、肾炎、鼻炎、胃及十二指肠溃疡、神经衰弱、高血压、血球减少症、血清胆固醇高及冠心病等都有不同程度的疗效。

现代医学证明，灵芝有以下作用：

一是对放射线损伤及化学治疗药物损伤的保护作用，二是提高免疫力作用，三是抗过敏作用，四是镇静催眠作用，五是脑保护作用，六是促进神经再生作用，七是降压作用，八是强心作用，九是对心肌缺血的保护作用，十是对毒菌中毒所致心肌损伤的保护作用，十一是镇咳和祛痰作用，十二是平喘作用，十三是促进消化性溃疡的修复作用，十四是改善化学性肝损伤的作用，十五是改善免疫性肝损伤的作用，十六是改善肝纤维化的作用，十七是预防和治疗糖尿病、肾病的作用，十八是对急性肾损伤的保护作用，十九是抗肿瘤作用，二十是降血脂作用，二十一是降血糖作用。

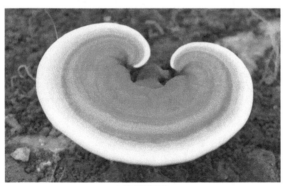

如意肾形灵芝

◆ 身体虚弱，免疫力低下，容易患病的人可作为常年扶正固本的保健品，是提高人体免疫力的佳品。

◆ 长期处于亚健康状态人群，工作压力大，脑力劳动频繁而导致的神经衰弱、疲劳、失眠、焦虑、工作效率低下的人，灵芝具有镇静安神的功效，是神经衰弱和失眠患者的必备佳品。

◆ 心血管疾病、糖尿病、慢性肝炎、老年病等慢性疾病患者的辅助调理，灵芝有入五脏、补益五脏之气的功效，心、肺、肝、脾、肾脏虚弱者均可服用。

◆ 肿瘤化疗患者，手术后患者，为抗肿瘤、防癌以及癌症辅助治疗的优选药物。

◆ 内分泌失调以及需要祛斑的人群，可调节代谢平衡，延缓衰老，清除色斑，保护皮肤，美容养颜。

◆ 长期接触电脑、X光射线等各种辐射源的人群。

◆ 正在服用中西药物的人群，灵芝能与西药起到协同作用，减少副作用的产生，减轻肝脏的负荷。

◆ 支气管炎、哮喘患者。

◆ 工作紧张、生活节奏过快出现的便秘症状。

◆ 中老年人的进补，延缓衰老。

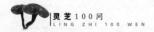

46 灵芝能长期食用吗？用量多少比较合适？

历代医典中把灵芝归列于上药，既"主养命以应天，无毒，多服、久服不伤人"。《神农本草经》记载，赤芝和紫芝具有"久食，轻身不老，延年"的作用。现代研究显示，灵芝无副作用，长期服用对人体无害。《中华人民共和国药典》推荐用量为每日6～12克（子实体）。

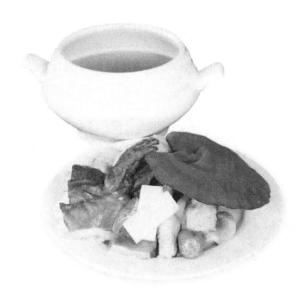

灵芝适合任何人服用，与其他的食品药品一起服用一般没有禁忌。手术前、后一周内的病人，或正在大出血的病人不宜服用灵芝，少数对灵芝过敏的人亦不能服用。

部分人服用灵芝后，会有胃肠道和口腔症状，表现为口干、鼻孔冒热气、口腔溃疡；轻微腹泻、便秘等现象，这种情况无需停药，继续服用后几天不适反应自会消失，个别反应严重的可暂停服用。

灵芝起效时间较晚，有的在服后3～5天起效，一般要10多天后起效，个别人要30～60天才起效。若用于保健，达到延年益寿、美容养颜的功效，则需坚持长期服用。

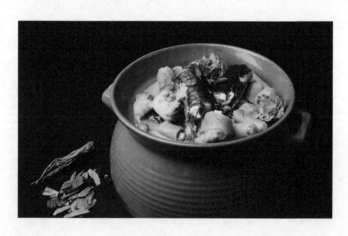

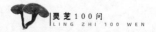

48 灵芝一年四季都可以吃吗?

灵芝四季都可以服用。

春天为升发的季节,春季养生需根据春季人体阳气逐渐升发的特点,选择平补和清补。灵芝药性为平性,所以是可以吃的。灵芝在增强人体免疫力,调节血糖,控制血压,辅助肿瘤放化疗,保肝护肝,促进睡眠等方面均具有显著疗效。

夏季人体普遍免疫力低下,精神状态差,睡眠不佳,慢性病常发作。灵芝中富含多糖、灵芝酸、蛋白质、氨基酸等成分,具有补气益血、养心安神、调节免疫、预防慢性病之功效,能缓解人体在夏季所出现的生理问题。

秋天主要是干燥,要调理的话,根源得从润肺着手,灵芝归心、肺、肝、肾经,秋天进补也很适宜。

到了冬季,也同样处于"封藏"时期,此时服用补品补药,可以使营养物质易于吸收蕴蓄,进而发挥更好的作用。因此,民间有"今年冬令进补,明年三春打虎"之说。冬令进补灵芝可以配合采用。

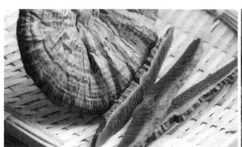 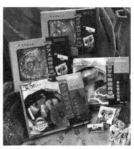

　　现代社会，生活节奏加快、工作压力大，身体机能不堪重负，亚健康状况表现突出。灵芝益气血，能温养机体，抵御外邪的入侵；健脾胃，能滋补强壮，提高免疫力。现代药理学研究表明，灵芝对细胞免疫和体液免疫均有增强作用。对细胞免疫的作用非常显著，能提高淋巴细胞的增殖，提高吞噬细胞的吞噬能力，提高 NK 细胞释放抗病毒和抑制肿瘤生长的可溶性因子，从而提高 NK 细胞杀伤病原菌的能力。灵芝还有提高多种免疫细胞产生细胞因子的能力。对体液免疫主要表现在提高免疫稳态能力，体液免疫水平过高时，能使之降低。灵芝还有提高免疫球蛋白识别抗原的能力，从而可防治多种自身免疫性疾病。

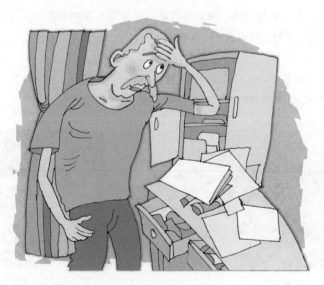

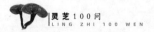

50　灵芝对心血管疾病有什么疗效？

心血管疾病在传统中医属"心悸、胸痹、眩晕、虚劳"范畴。老年群体易发，主要是由于老年人脏气虚弱、气血不足，易致痰浊内停、血行不畅，益气活血、祛瘀生新为治疗法则。《神农本草经》云灵芝"益心气、益精气"，《本草纲目》记载灵芝"疗虚劳"，说明灵芝有益气、补虚之效。

现代药理研究表明，灵芝可有效地扩张冠状动脉，增加冠脉血流量，改善心肌微循环，提高心肌对抗缺氧能力，对心肌缺血具有保护作用，可广泛用于冠心病、心绞痛等的治疗和预防。对高血脂病患者，灵芝可明显降低血胆固醇、脂蛋白和甘油三酯，并能预防动脉粥样硬化斑块的形成。对于粥样硬化斑块已经形成者，则有降低动脉壁胆固醇含量、软化血管、防止进一步损伤的作用，并可改善局部微循环，阻止血小板聚集。这些功效对于多种类型的中风有良好的防治作用。通过小鼠模型研究发现，长期服用去壁灵芝孢子粉能够减轻与衰老（年龄）相关的心脏功能减弱，体现在减轻轻度收缩功能障碍和明显减轻舒张功能障碍；减轻与年龄相关的主动脉瓣功能的损伤，体现在显著减少主动脉瓣狭窄的发展；完全预防与年龄相关的血管舒缩功能障碍，体现在改善内皮依赖性、内皮非依赖性舒张和预防高胆固醇血症引起的平滑肌细胞功能障碍；改善动脉粥样硬化斑块成分但不改变大小，体现在减少了内膜斑块钙化和增加斑块纤维化但减少胶原纤维厚度。

51 灵芝对冠心病有什么疗效？

　　冠心病在传统中医中属胸痹（心痛）及厥/真心痛，冠心病的病因病机是一种本虚标实证候。气滞、血瘀、痰浊、寒凝是其四大发病因素，其病在心。临床数据显示冠心病辨证常见为气虚血瘀证，因此冠心病的基本病机是气虚血瘀，气虚为本，血瘀为标，多数冠心病病例可以把"益气活血"作为基本治则。灵芝在中医中有"治胸中结，益心气"的记载，对由心肾虚弱所引起的冠心病有较好的疗效。

　　冠状动脉硬化、心肌供血状况不良、心肌缺氧是造成心肌冠心病、心绞痛的主要原因。治疗和预防冠心病需要改善心肌缺氧、缺血状况。现代临床肯定了灵芝对冠心病、心绞痛等的治疗和预防作用，灵芝对机体有安神、解痉之效，能使心肌舒缓；灵芝还有降低心肌耗氧量，提高动静脉氧差，提高血液供氧能力的作用；灵芝能降低血黏度和血浆黏度，使心脑血管疾病的血液流通障碍得以改善。灵芝有降血脂，尤其是能降低低密度脂蛋白水平，从而可降低血脂造成的动脉粥样沉积，防止冠状动脉硬化，防止心血管疾病的发生。灵芝可提高血液中 SOD 含量，降低血液自由基水平，从而防止血管因受自由基攻击而造成伤害，对受损的血管发挥自身修复的作用。

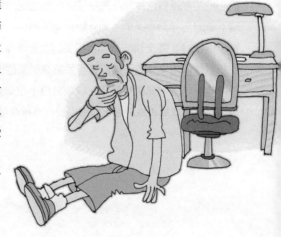

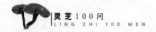

52 高血压患者能吃灵芝吗?

高血压病是以体循环动脉压增高为主要临床表现的临床综合征,迄今仍是心血管疾病死亡的主要原因之一。高血压病属中医"眩晕""头痛"等范畴。其病程长久,病情缠绵,主要由情志内伤、肝肾阴亏阳亢或饮食不节,痰浊壅滞所致。《本草纲目》记载灵芝"主胸中结,益心气,补中,增智慧,不忘","补中"则可补益脾胃,调理中焦,用于"气血两虚"所致眩晕。同时灵芝可"保神,益精气",可用于"肾精亏虚,髓海失充"而致的头痛、头晕。

药理研究表明,灵芝有降低血脂,降低血液黏度,消除血管中血脂沉积,改善血管中血液通过能力,防止血管硬化,促进血液在血管中流通,因而能促使血管中血容量降低,从而血压也随之降低。因为灵芝能从消除高血压形成因子上降低血压,所以灵芝能对各种原因形成的高血压,顽固性高血压都有降压效果。高血压患者长期服灵芝可降低血压,减轻各种高血压病症状,预防高血压合并症的发生。同时,血压正常者长期服灵芝可明显降低高血压发病率。研究发现破壁灵芝孢

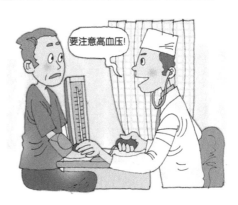

要注意高血压!

子粉水提物能够在一定程度上抵抗高脂诱导的体重增加,抑制内脏脂肪的累积;可显著地降低高脂诱导的低密度脂蛋白(LDL)的增加,改善血脂水平。

53　有前列腺增生的男性可以服用灵芝吗？

　　前列腺疾病是成年男性的常见疾病，通常指前列腺炎、前列腺增生及前列腺癌等。前列腺增生、炎症是中老年人常见的疾病，是一种功能性疾病，临床症状表现为不同程度的尿急、尿频、尿痛、进行性排尿困难、急性尿潴留、血尿等症状。

　　研究显示，灵芝对防治前列腺功能紊乱效果良好，对前列腺体呈现非常显著的抑制作用。灵芝提取物有抗雄性激素的作用，对前列腺肥大有较好的疗效，可显著改善男性下尿道患者的前列腺症状。其活性成分主要是与灵芝三萜和甾醇类物质有关。

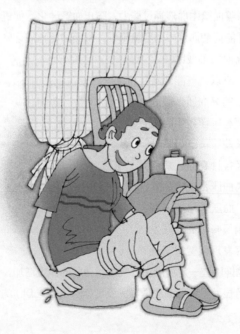

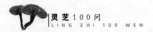

54　灵芝有解毒护肝作用吗？

　　灵芝归肝经，就是指灵芝对肝有补益作用。中医理论认为，肝属木，木喜条达，主藏血和疏泄。《素问·上古天真论》云："肝气衰，筋不能动。"《灵枢·脉度论》说："肝气通于目，肝和则目能辨五色矣。"灵芝补肝气，补中益脾胃，能滋养肝脏，使得肝血充足，滋筋通目。

　　现代药理及临床研究表明，灵芝具有明显的护肝解毒作用，可用于病毒性肝炎、化学性肝损伤如酒精或药物中毒性肝炎的治疗，其免疫调节作用也有利于治疗病毒性肝炎。灵芝三萜类是其护肝作用的重要有效成分，能有效提高肝组织合成 DNA、RNA、蛋白质的能力，加速新肝细胞的产生以及促使衰老、病变细胞的凋亡，并促进肝脏对药物、毒物的代谢，对中毒性肝炎疗效确切，明显消除慢性肝炎患者的头晕、乏力、恶心、肝区不适等症状，并能有效改善肝功能，使各项指标趋于正常。

白求恩国际和平医院曾发表文章称，赤芝全草汤能降低肝功能损伤、促进肝细胞再生。临床上灵芝与一些能损害肝脏的药物合用，可避免或减轻药物所致肝损伤，保护肝脏。灵芝对有毒化学物质的对抗主要靠提高肝脏解毒能力来实现。

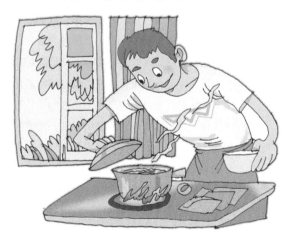

自古以来,那些帝王、官宦都想寻找一种"长生不老药",现代科学研究指出,人类长生不老是不可能的,但预期寿命却远远高于百岁。《神农本草经》对"六芝"的论述中,均强调灵芝"久食轻身不老,延年神仙",就是说长期服用灵芝可延长寿命,提高老年人的生活质量。灵芝为什么能延缓衰老呢?

首先,灵芝能延缓衰老引起的免疫功能衰退。免疫功能衰退是衰老的最早也是最明显的特征,在免疫器官中,自青春期开始,胸腺即出现进行性退化。受胸腺控制的 T 淋巴细胞功能及其产生细胞因子的能力伴随年龄增加而降低,这是老年人免疫功能低下的主要原因。受骨髓调控的 B 淋巴细胞功能及其分泌免疫球蛋白的能力也下降。这些变化导致老年人对外来抗原的免疫功能减弱,对突变的抗原监视功能降低,因此老年人易患感染性疾病、肿瘤及免疫缺陷症。研究证明,衰老所致免疫功能衰退是可以延缓的,也可以部分恢复。药理实验已证明,灵芝可明显恢复因衰老所致的体液免疫功能和细胞免疫功能降低。

其次,灵芝延缓衰老作用也与其抗氧化与清除自由基作用有关。自由基是细胞代谢过程中产生的活性物质,它能导致氧化反应,使生物膜中多种不饱和脂类发生超氧化变性,形成脂质过氧化物,引起细胞结构和功能的改变,导致器官组织的损伤。在正常状态下,体内氧自由基的产生与清除处于动态平衡,所产生的自由基,机体是可以利用的。但是,如果是自由基产生过多或清除减少,大量的自由基必然对机体造成损伤:损伤细胞脂类和细胞膜;损害蛋白质和酶;破坏核酸和染色体。衰老的自由基产生学说指出,脂质过氧化反应及过量的自由基产生

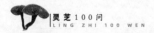

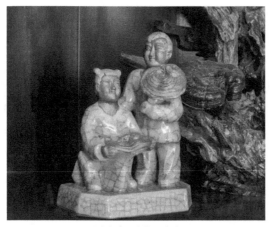

灵芝和谐图（林平 摄）

可导致细胞、组织和器官的衰老。灵芝可使正常角质形成细胞的丙二醛（MDA）生成减少，对五脏器官的脂质过氧化损伤有保护作用，从而延缓器官和皮肤衰老。灵芝对多种诱因引起的心、肝、肾、胰、脑等重要器官的脂质过氧化损伤有明显的保护作用，可明显降低脂质过氧化产物丙二醛（MDA）和脂褐素的含量，增强超氧化物歧化酶（SOD）、谷胱甘肽氧化物酶（GSH-PX）等抗氧化酶的活性。灵芝多糖还可使正常角质形成细胞的 MDA 生成减少。角质形成细胞是皮肤表皮的主要细胞，此细胞衰老与皮肤衰老密切相关。故此灵芝可延缓皮肤衰老。

　　中医认为五味入口，甘先入脾，入脾而补中气，中气充足，即脾胃功能健旺。灵芝"味甘，补中"，说明灵芝有调养、疏通脾胃的功能。

　　药理研究表明，灵芝中的多种人体必需氨基酸，是胶原细胞生长的原料，因此服用灵芝后，可促使胃、十二指肠溃疡处的胶原细胞增长速度加快，溃疡处很快形成一层新的保护层，让糜烂的溃疡表面层脱落，进而使溃疡愈合。灵芝中的微量元素锌、硒和锗都有明显促进溃疡愈合的作用。也有研究显示灵芝可能通过调整机体的肠道黏膜免疫功能来达到扶正固本治疗肿瘤的效果。研究发现破壁灵芝孢子粉水提物能够改善肠道菌群的结构，显著地增加双歧杆菌、乳酸杆菌、艾克曼菌以及Allobaculum等益生菌的丰度。

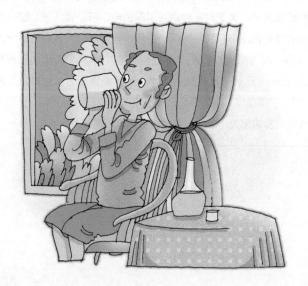

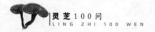

57　灵芝能补肾吗？

《圣济总论》曰"肾主水，开窍于耳，受五脏六腑之精而藏之。若肾气虚弱，则足少阴之经不利，故其证腰背酸痛"。肾气虚，易发骨节痛，耳内蝉鸣。灵芝甘平，归心、肺、肝、肾经。灵芝归肾经，益肾气、利水道、固肾益精，可治疗夜尿、精亏等。《神农本草经》谓紫芝"主治耳聋，利关节、益精气、坚筋骨"，《中药大辞典》记载灵芝"利尿、益肾"。因此，灵芝补肾，可以利关节，治耳鸣、耳聋。

现代研究表明，灵芝对肾小球肾炎、糖尿病肾病和化疗药所致肾脏损害等肾脏疾病均具有良好的保护作用，灵芝所含多糖能调节机体的免疫功能，发挥对硬化性肾小球肾炎的保护作用；可阻止或延缓糖尿病肾脏并发症的出现；与顺铂合用可提高抗肿瘤效果并降低顺铂肾毒性。灵芝多糖能通过改善动物氧化应激水平和抑制肾脏细胞凋亡保护动物的肾功能。

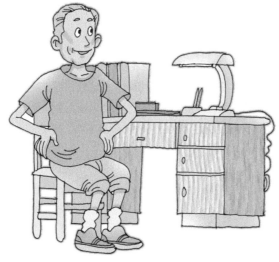

糖尿病已是仅次于癌症、心血管疾病的严重危害人类健康的疾病，其发病与饮食、遗传、环境因素和免疫系统功能紊乱有密切关系。糖尿病的主要临床表现为血糖升高、多饮、多食、多尿、消瘦、乏力、抵抗力降低等。

糖尿病本身并不可怕，可用于降血糖的药物较多，如各种胰岛素制剂、口服降血糖药格列本脲（优降糖）、格列吡嗪（美吡达）、咯列齐特（达美康）、二甲双胍（甲福明）等降血糖效果均不错，可怕的是糖尿病可导致多种严重的合并症，如心、脑血管病变，主要是高血脂、动脉硬化引起的高血压、冠心病和脑供血不足等；肾小球血管硬化，导致糖尿病肾病变甚至肾功能衰竭；视网膜动脉硬化导致糖尿病视网膜病变，视物模糊，甚至失明；多发性周围神经炎及足趾坏疽等。糖尿病患者死于心脑血管合并症者占60%以上，死于肾病变者约占12%。因此，治疗糖尿病除降血糖外，重点要预防和治疗合并症。

灵芝对 II 型糖尿病有良好的辅助治疗作用，轻度糖尿病患者每天服用灵芝胶囊（灵芝多糖粉＋破壁灵芝孢子粉），提高胰岛 B 细胞生理活性和分泌胰岛素的水平，提高超氧化物歧化酶活性，促进受伤害细胞膜的修复，提高细胞膜受体对胰岛素敏感性，使血糖完全降至正常水平；重度糖尿病患者，服灵芝后，血糖值也有明显下降。但灵芝对 I 型糖尿病则无治疗作用。

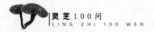

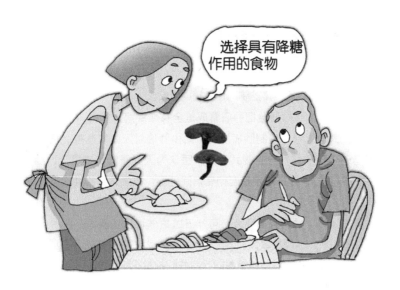

　　灵芝虽对一些患者有直接降血糖作用，但对于大多数患者尚应与原用的降血糖药合用以增加疗效，预防或减轻并发症。在血糖维持正常且稳定的情况下，可根据具体情况酌减原用降血糖药的剂量，以减少药物不良反应。灵芝本身具有的保肝作用也可减轻或防止一些口服降血糖药对肝脏的损害。研究表明破壁灵芝孢子粉水提物具有降低血糖、提高胰岛素敏感性的作用。

肿瘤病人可以服用灵芝制剂作为辅助治疗。

近年来，学术界开始把肿瘤看成是全身性疾病，提出"与瘤共存"的概念，即通过治疗控制肿瘤发展，减少肿瘤对人体的危害，长期保持患者的生活质量，与肿瘤共存。中医认为人健康的状态是"正气内存，邪不可干"，即不一定是要彻底消除外邪，只要达到此种状态而不致病即可。

灵芝味甘，甘入脾擅补虚，可补五脏之气，扶正固本。自古灵芝就是扶助正气，巩固根本，调节人体的抗病能力，预防疾病，强身健体的良药。药理及临床应用结果表明，灵芝制剂与化学治疗或放射治疗合用时，对一些肿瘤如食管癌、胃癌、大肠癌、肺癌、肝癌、膀胱癌、肾癌、前列腺癌、子宫癌等有较好的辅助治疗效果。其疗效特点如下：减轻化学治疗和放射治疗引起的骨髓抑制如白细胞减少、血小板降低等；减轻化学治疗和放射治疗引起的胃肠道损伤如食欲不振、恶心、呕吐等；提高肿瘤患者的免疫功能，增强机体的抗感染免疫力与抗肿瘤免疫力，抑制肿瘤细胞的增殖，提高肿瘤患者的生活质量。这些结果均表明，灵芝可作为肿瘤化学治疗或放射治疗的辅助治疗药，发挥增效减毒作用。

最新研究表明，从分子生物学水平初步证实灵芝孢子粉具有PD-1抑制剂的作用，为证明灵芝孢子粉通过提高肿瘤患者自身的免疫力而杀死肿瘤细胞的结论奠定了基础。

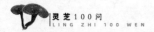

60 灵芝是否有预防肿瘤的效果？

《内经》有"正气存内，邪不可干"。《医宗必读》："积之成也，正气不足而后邪气踞之"。中医认为：致癌因素及肿瘤患者自身病理变化很复杂，但正气虚乃恶性肿瘤形成和发展之根本条件，故扶正培本法是中医防治肿瘤之根本大法。

预防肿瘤的发生就是要降低肿瘤的发生概率和提高机体免疫功能。首先，要远离辐射源、远离有害化学药品，避免和及早治好慢性炎症、机械刺激或外伤。正常情况下人的免疫机能良好，机体的免疫细胞能够将肿瘤细胞识别并杀死或吞噬，使得肿瘤细胞不能繁殖。但当机体的免疫功能处于抑制或钝化状态时，产生的肿瘤细胞可能会躲过免疫细胞的监视而不断繁殖，形成肿瘤。其次，我们必须保持良好的身体状态和精神状态，饮食得当，使得机体的免疫力处于良好状态，机体就能及时地识别产生的肿瘤细胞进而消灭它，防止肿瘤发生。

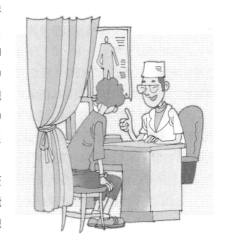

灵芝可"扶正固本，扶正祛邪"，能增强人体免疫力、提高抗氧化能力、防止细胞突变和迅速清除突变细胞，能降低肿瘤的发生率，起到预防肿瘤的效果。研究表明，灵芝孢子粉通过直接诱导癌细胞凋亡和将细胞周期阻滞在 G1/S 期来抑制肿瘤增殖和存活。

随着现代科技的发展，电子设备使得人们的生活越来越便利，因此，面临的问题也越来越多，辐射就是影响现代人身体健康和生活品质的一大因素，既看不见，也听不着，却无时无刻不在我们身边。人们常用的手机、电脑、微波炉等电子设备及家电均不同程度地对人体造成不良的影响。

灵芝孢子粉有很好的抗放射性射线和有害化学药物对机体的伤害，降低有害药物引起的脂质过氧化物对机体的损伤作用。顾欣等试验表明，灵芝孢子粉水提取液在体外能明显抑制肌肉的自发性脂质过氧化反应，使丙二醛（MDA）生成量呈依赖性降低。进一步试验发现，灵芝孢子粉水提取物确能抑制 $O_2\cdot$ 和 $\cdot OH$ 自由基所致的肌匀浆脂质过氧化。灵芝孢子粉水提取液还能使细胞色素 C 的还原率降低，表明灵芝孢子粉水提取物（灵芝活性多糖）可能有捕获自由基的作用。

灵芝孢子粉还能抑制 2, 4-D 引起的小鼠肌强直症。小鼠腹腔注射灵芝孢子粉水提取液，可防治肌肉因注射抗原引起的免疫肌损伤，使免疫肌损伤引起的血清磷酸肌酸激酶升高显著下降。北京友谊医院神经科富慧谛应用灵芝孢子粉注射液治疗萎缩性肌强直症 10 例，均有一定疗效。

小鼠服用灵芝孢子粉提取液，每千克体重服 10 克灵芝孢子粉，对照鼠服用生理盐水，连续 6 天，最后一次灵芝孢子粉液服后的当天，用 800Gy 剂量的 γ- 射线照射，随后观察小鼠的生存状况，结果服灵芝孢子粉提取液鼠的生存时间比对照鼠明显延长。

经口给予小鼠不同剂量的去壁灵芝孢子粉 20 天，再进行 60CO-γ 射线照射，照射后第 3 天和第 14 天测定白细胞总数。结果，不服用去壁灵芝孢子粉的正常组在辐射第三天，白细胞下降显著。而服用去壁灵芝孢

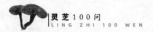

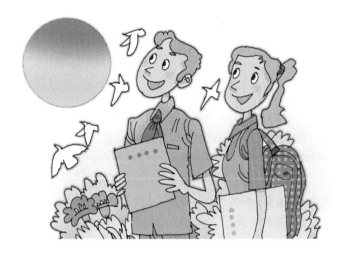

子粉后再进行辐射，白细胞下降总数要低于正常组，且高剂量组具有显著的效果。

经口给予小鼠不同剂量的去壁灵芝孢子粉20天，再进行60Co-γ射线照射，照射后第3天测定小鼠骨髓有核细胞数。结果，服用去壁灵芝孢子粉后小鼠骨髓有核细胞数均比对照组要高，且高剂量组与对照组比具有显著性效果。

62   灵芝有抗过敏作用吗？

现代中医认为，人体之所以会发生过敏现象，是因肺、脾、肾等脏腑功能紊乱及体液失衡，导致寒、湿、毒积蓄体内，使得机体免疫力下降造成过敏体质，外界刺激性物质（即过敏原）较易入侵接触呼吸道黏膜、胃肠道黏膜而发生反应形成瘙痒、水肿、充血、溃烂等一系列过敏反应。

灵芝可入五脏，补益气血，可调节体液平衡。同时滋补人体，提高机体免疫力，改善过敏体质，提高人体对各种过敏原的抵抗防御能力，阻断过敏反应介质的释放，防止过敏反应发生。因此，对于过敏性哮喘、红斑狼疮、肾炎、过敏性鼻炎、多种顽固性皮肤病等目前治疗较困难的变态反应性或自身免疫性疾病，都可起到较好的效果，并可部分对抗某些疾病患者因长期使用激素而出现的毒副作用。

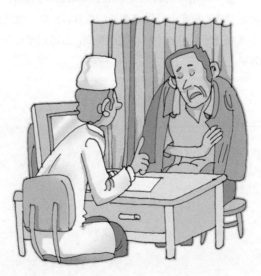

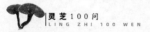

63 灵芝能镇咳平喘祛痰吗?

灵芝味甘，性平，入肺经，补益肺气，《中华人民共和国药典》记载灵芝的功能有温肺化痰，止咳平喘，可用于肺虚咳嗽。灵芝可治痰饮证，见形寒咳嗽、痰多气喘者，尤其对痰湿型或者虚寒型疗效较好。

现代药理学研究显示，灵芝消除气管炎的主要原因是灵芝能提高呼吸系统细胞的健康水平和免疫功能。灵芝有明显的滋补强壮作用，多数病人用药后体质增强，表现为睡眠改善、食欲增加、抗寒能力增强，适应内外环境改变的能力增强，各种致病因素对机体的损害减轻，提高机体的抗病能力，促进疾病恢复。灵芝对咳、痰、喘三种症状均有疗效，对喘的疗效尤著。哮喘的发生是气管平滑肌细胞受伤害并造成过敏，过敏造成气管肥大细胞脱颗粒，进一步释放组织胺，组织胺能造成气管平滑肌痉挛，从而出现哮喘症状。灵芝对慢性支气管炎者有促进气管黏膜上皮再生的作用，修复细胞损伤，具有阻止组织胺释放和解痉的作用，防止过敏，因此可以防治慢性支气管炎及支气管哮喘，产生平喘效果。

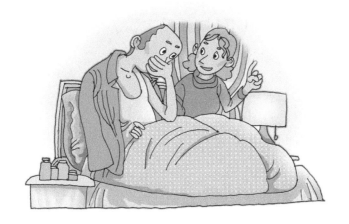

　　当今社会，人们多处于巨大的生活学习工作压力之下，长期的神经紧张和生活作息不规律，容易诱发大脑功能的失调，造成神经衰弱。作为一种常见的神经性疾病，其临床多表现为精神异常兴奋和体虚疲乏，容易引起情绪烦躁和各种生理心理症状。神经衰弱是一种精神症状，在中医中并没有这个病名，可将其表现的症状归于"不寐""虚证""郁证"等范畴。

　　《神农本草经》记载灵芝"安神、增智慧、不忘"，灵芝自古就用于神经衰弱症与失眠的治疗。现代研究报道，灵芝制剂对神经衰弱失眠有良好治疗效果。灵芝中的灵芝腺苷，对中枢神经系统具有很强的催眠作用，能促进松果体分泌褪黑素，加深睡眠，从根本上治疗神经衰弱、顽固性失眠。患者服用灵芝后，一般10～15天即可出现明显疗效，可显著改善失眠、疲惫乏力、记忆力低下、注意力不能集中、头昏、头晕、耳鸣、情绪烦躁等症状。可见，灵芝对于中枢神经系统有较强的调节作用，有安眠宁神之功效，是神经衰弱和失眠患者的必备良药。

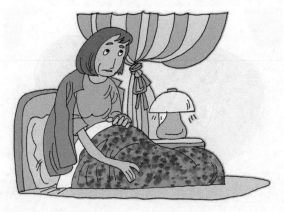

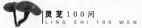

65　灵芝孢子粉有安神、解痉、镇痛、改善睡眠作用吗？

研究显示，灵芝孢子粉醇提取物对烟碱引起的小鼠强直性惊厥有保护作用，也可减少正常小鼠的自发性活动。灵芝孢子粉可减少毛果芸香碱所致的痉挛，表明灵芝孢子粉具有抗胆碱作用。

北京广安门医院、北京东直门医院用灵芝孢子粉治疗神经衰弱患者102例，10天为1疗程，连服2～3个疗程，结果患者的失眠、多梦、心悸、健忘、腰腿酸软、神疲乏力、烦躁等症状明显改善，有效率达90%以上，尤其对心脾两虚型病人的效果更为显著，有效率达96.9%。

通过对戊巴比妥钠睡眠持续时间及巴比妥钠睡眠潜伏期的影响试验研究，表明去壁孢子粉、破壁孢子粉可改善睡眠质量，去壁孢子粉作用比破壁孢子粉更显著。

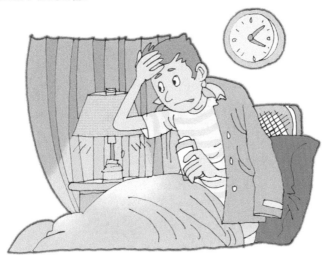

纤维化是组织遭受损伤后的修复反应，以保护组织器官的相对完整性。由于增生的纤维结缔组织虽然修复了缺损，但却不具备原来器官实质细胞的结构和功能。因此，如果这种修复反应过度、过强和失控时，就会引起器官的纤维化和导致器官的功能下降，轻者成为纤维化，重者引起组织结构破坏而发生器官硬化。在全世界范围内，组织纤维化是许多疾病致残、致死的主要原因，据美国有关统计资料证明，该国因各种疾病而致死的病人中，接近45%可以归于组织纤维增生疾病。

药理研究显示，小鼠口服灵芝孢子粉悬液，每千克体重服5克灵芝孢子粉，结果，小鼠肾组织中羟脯氨酸含量比不服灵芝孢子粉的对照鼠低10%～25%，表明灵芝孢子粉具有抑制肾组织胶原增多，降低肾组织纤维化，保护肾脏的作用。

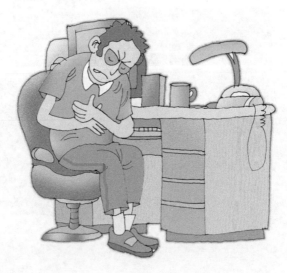

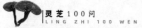

67　小孩子能吃灵芝吗？

儿童能否服用灵芝来强身健体呢？答案是肯定的。

一般灵芝滋补强壮、安神、健脾养胃，起到增强体质、促进中枢大脑皮质发育以及促进消化吸收的作用。《中华人民共和国药典》明确记载灵芝性平无毒，《神农本草经》记载："赤芝……，益心气，补中，增慧智，不忘。"这里"增慧智，不忘"即提高智力，改善记忆力，可见它对儿童的大脑保健有较好的作用。《中药大辞典》也记录灵芝有健脑的作用。质量合格的灵芝纯天然无污染，小孩用量不宜多，每天大约正常用成人的1/4或1/5的量，再随着年纪增加即可。

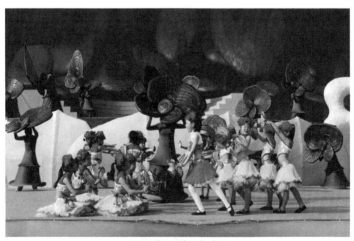

《灵芝梦》（蔡远寿　摄）

更年期是从女性卵巢功能退化到闭经时算起，通常为45~55岁，期间女性的月经会从不规律渐至绝经，其机体的新陈代谢功能、内分泌功能，特别是性腺功能处于不稳定的状态，并逐渐衰老，使女性的内环境失去平衡，易发面部潮红、心悸、失眠、乏力、抑郁、多虑、情绪不稳定、易激动、注意力难于集中、月经紊乱、水肿、抵抗力下降等症状。多数人通过自身的调节和适应，得以保持健康，顺利度过更年期，但也有少数症状严重，需要接受治疗。在临床上广泛应用激素替代疗法来改善绝经期女性的这些症状，但是外源性雌激素具有较强的副作用，特别是容易引发子宫癌和乳腺癌。而中医药治疗更年期综合征可以明显改善症状，副作用低，较激素替代治疗具有一定的优势。

中医认为，妇女月经等生理现象在青少年时期因精气充沛而激活，于更年期左右因肾精衰败而停止，肾气虚弱为主要导致更年期综合征发生的原因。此外，肝、脾也与更年期综合征的发病有关，应主补肾气，以调整脏腑阴阳来治疗。灵芝温补肾气，保肝健脾，可以用来治疗女性更年期综合征。

现代药理及临床试验证明，灵芝能有效改善女性更年期综合征的疗效，且显著优于更年康片的治疗效果。试验证明，灵芝无雌激素样作用，因此其对更年期综合征的疗效并非它含有雌激素类成分。灵芝可显著改善动物内分泌功能，并可缓解因雌激素水平下降引起的生殖器官萎缩及骨质疏松的发生。其改善女性更年期综合征与调节机体稳态有关。另外，灵芝的镇静安神作用和免疫调节作用，也有助于改善女性更年期症候群患者的睡眠和情绪，并增强其抵抗力。

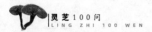

69 孕妇能吃灵芝吗？

怀孕的女性平常可不可以吃一些灵芝补品来防止生病呢？答案是肯定的，但要注意用量，不宜过多。

灵芝没有副作用，任何人都可以服用灵芝。一般在怀孕四个月以上，胎儿五体已经完成，孕妇即可开始服用灵芝。灵芝滋补强壮，可增强孕妇体质，减少患病几率。灵芝增智慧、健脑，可促进胎儿生长发育和脑部发展。灵芝利尿、解毒、安神，有利于孕妇排毒，调节身心。药理及临床研究显示，灵芝可以松弛子宫肌肉，避免子宫过度收缩，具有保胎、安胎的功效。

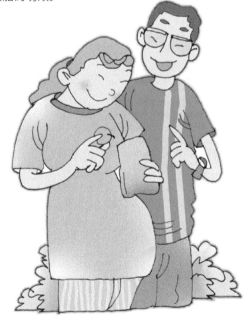

女性不仅在怀孕时会消耗很多的能力，而且在分娩时也会损耗很多能量，导致产后身体虚弱，表现为体虚、乳房肿痛、眩晕、多汗、心悸等症状。体虚是孕妇产后最常见的症状，因为分娩时失血过多、用力、疼痛、创伤，从而导致新妈妈气、血、津液的耗损，因此，产后女性会感到前所未有的体虚。

从中医角度来说，灵芝补气、益血、安神。可显著改善因血虚导致的头晕、心悸，以及因肾虚产生的腰脊酸痛，腿脚乏力，产后食用灵芝，体虚可明显恢复，增强产妇的抵抗力，减少产褥感染病的发生。

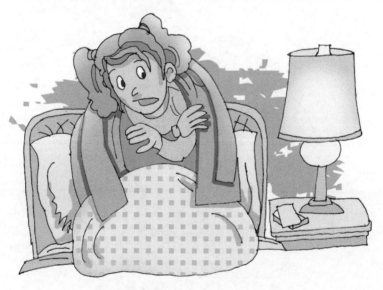

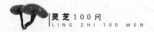

71 | 灵芝有助于美容吗?

中医传统理论认为,人是一个有机的整体,颜面五官、头发爪甲,只是整体的一部分,故要得到局部的美,必先求整体的阴阳平衡、脏腑安定、经络通畅、气血流通。一个人只有"精、气、神"俱备,则容光焕发,才能达到真正美容的效果。外在美容是一种手段,内在的养生,保持生理机能的年轻,则是养颜的基础。通过养生而养颜,不仅能延缓机体机能的衰老,而且从形体到容颜上,都可以保持青春的光彩。

通过大量的临床实践,外在的色泽变化不仅与相应的脏腑病变有关,而且反映了一定的病邪的性质。如青色常反映肝的病变,赤色常反映心的病变,黄色常反映脾胃病变,白色常反映肺的病变,黑色常反映肾的病变。从这些意义上讲,治病与美容,养生与养颜是密不可分的。只有内在的脏腑功能正常,人体才能真正达到容光焕发,青春永驻。

灵芝是一种不可多得的美容佳品,李时珍在《本草纲目》中就指出灵芝"好颜色",可"扶正固本、扶正祛邪","正"就是抗病力,"邪"就是疾病。灵芝可以调节人体内分泌系统的功能,理通经脉,维持人体内环境平衡,养血补气,而达到去斑、抗皱、美容的目的。灵芝有净血作用,系指消除血液中的胆固醇、脂肪、血栓及其他不纯物质,改善微循环,从而改善和保护组织及脏器功能,肤色变白、透红、滑润有光泽。在中国医学中有瘀血一词,瘀血是血流不畅所产生的滞留现象,会造成前述的一些弊害,这也是为什么瘀血为万病之源的理由。皮肤粗糙乃是皮肤细胞新陈代谢不良,是皮肤组织的老化现象。灵芝具有消除瘀血的

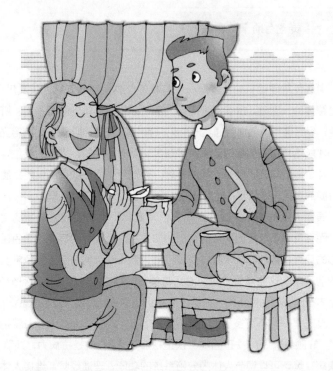

优良净血作用，可改善皮肤粗糙及消除黑斑、雀斑。此外，灵芝还含有抑制黑色素的成分及多种皮肤有益的微量元素，这些成分能够通过减少人体自由基，加速细胞再生，改善微循环，增加皮肤的厚度并增加胶原质，可防止皮肤老化，避免皱纹。

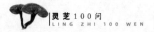

72 灵芝有抗高原反应症作用吗？

　　高原反应症的实质是机体血液中溶解氧减少，大脑、肌肉、内脏得不到原来习惯需要的氧量，不适应低氧条件，于是出现一系列缺氧症状：头痛、头胀、目眩、呕吐、恶心、心慌、失眠、不思饮食等反应。湖南医学工业研究所试验，把乘车进入西藏支援建设任务的建设者分成两组，一组在出发前服用灵芝片，早晚各服1次，每次服3片，每片含灵芝1.37克；另一组不服灵芝片，观察其高原反应症发生情况，观察高度为3 700～5 355米，连续观察6天，观察内容为头痛、头胀、恶心、呕吐、心慌、气短、气喘、食欲、精神、鼻出血等项，6天中每天测定记录3次，结果，未服灵芝片的1 001人中高原反应率为83%；服灵芝片的154人中，高原反应率为35.4%，两者差别十分显著。

　　研究显示，灵芝有提高血液载氧和向组织释放氧的能力，降低机体无效氧的消耗，所以在气压较低时，大脑、肌肉、内脏仍能获得较多的氧，机体不会产生缺氧症状，灵芝因而有抗高原反应症的作用。

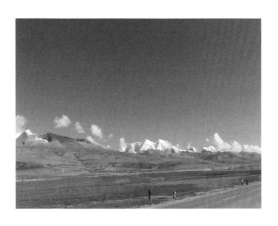

　　灵芝对艾滋病有一定的疗效,有减轻症状,提高生存质量,延长生存期的效果。

　　人体感染艾滋病病毒,经过一定潜伏期后,病毒感染者会表现出各种症状:机体消瘦、乏力、全身酸痛、出现各种类症反应等,这是机体T淋巴细胞丧失免疫力的结果。这时艾滋病病毒携带者就转变成艾滋病患者,疾病进一步发展时,就会出现内脏坏死,皮肤黏膜溃烂,形体消瘦、变形,口腔产生白沫,全身疼痛等症状,生活质量极度低下。

　　艾滋病是机体T淋巴细胞被艾滋病病毒破坏造成,从而使得机体失去防御各种病毒、病菌的能力。一般疾病是机体免疫系统以外发生的疾病,如感冒、肠胃病、肝炎等,人体患这类病后,机体能依靠自身的免疫细胞杀死病菌、病毒,使各种病菌、病毒无法侵害机体,所以机体能逐步康复,而艾滋病病毒是专门破坏人体T淋巴细胞的,T细胞是人体最主要的免疫细胞,T淋巴细胞丧失了功能,等于一个国家的国防军失去了作用,于是外来的敌人就可不受阻挡地侵略该国家了。

　　灵芝有抑制艾滋病病毒(HIV)增殖和预防发病的作用,其作用机制可能是灵芝中的三萜烯抑制了艾滋病病毒蛋白酶。在两组培养T细胞的培养液中,一组添加灵芝三萜烯,另一组不添加三萜烯,然后均同时添加HIV进行培养。结果,添加三萜烯组的T细胞全部存活,而不加三萜烯组的T细胞全部死亡。灵芝可以促进淋巴免疫组织的重建,使得别破坏的淋巴细胞和胸腺细胞新生,并促进NK和DC细胞的增殖。

　　艾滋病病毒在人体内的潜伏期一般为10年左右。这么长的时间中长期服用抑制艾滋病生长的肽类合成药品,会产生严重的副反应,且价格昂贵,所以难以普遍使用。灵芝提取物(含有三萜烯)价格低廉,没有不

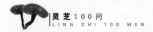

良反应，还有保健、增强体质之效，所以很适宜于艾滋病病毒携带者和艾滋病患者服用。

泰国医生将灵芝提取物给5位艾滋病患者服用，结果1例症状明显好转，能生活自理；2例症状也有一定程度好转；2例无效。非洲有数个艾滋病患者，人体已消瘦变形，全身皮肤多处溃烂，口吐白沫，连续服用灵芝提取物后，口中白沫消失，能够下床行走，症状明显好转。

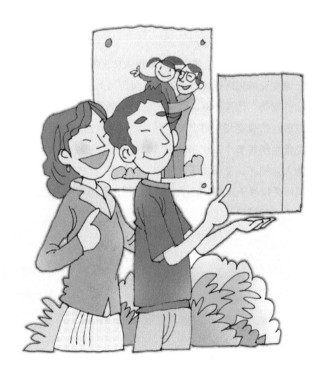

近年来，随着社会生活节奏的加快，饮食不规律、生活节律紊乱、睡眠不足、过度疲劳、缺乏锻炼、吸烟饮酒等的影响，亚健康人群不断扩大，并呈年轻化的趋势。进入中年后，"亚健康"逐渐发展为高血压、高血脂、糖尿病、心血管疾病等，由于机体免疫力降低，细菌、病毒感染和肿瘤的发生几率也在增大。

现代研究认为，"亚健康"的根本是人体的稳态调节障碍，由人体对内外环境变化的适应能力降低所致。灵芝可入五脏，补气益血，扶正本，可镇静安神、改善睡眠、提高记忆力、调节血糖、调节血脂、抗氧化、抗过敏、抗衰老和免疫调节。可见，灵芝可通过神经系统、内分泌系统和免疫系统等多个系统调节机体的活动，提高机体对环境的适应能力，平衡人体稳态，使得血压、血脂、血黏度、血糖等均维持在正常水平，使机体免疫趋于正常，延缓亚健康进程，预防疾病发生。

由于个人习惯以及工作应酬不断，一些人烟酒过度，久而久之，极易伤肝、肺、肾。灵芝具有保肝解毒功能，服用灵芝后，能促进肝脏对药物、毒物的代谢，提高肝脏的再生能力，有效改善肝功能。对酒精肝、脂肪肝、啤酒肚、化学性肝损伤等效果显著。此外，灵芝对支气管平滑肌有解痉、平喘作用，能止咳、祛痰，对"老慢支"、老哮喘有奇效，因吸烟导致的咳喘、咽炎者，可服用灵芝缓解症状。

75 灵芝含有哪些有益物质？

灵芝在几个世纪以来被用作保健品来提高健康水平和治疗许多慢性疾病，其使用历史有2000多年，其功效与其所含有丰富的生物活性成分是分不开的。

目前从灵芝中发现的多种活性成分，主要包括多糖、寡糖、三萜类物质、多种甾醇、膳食纤维、蛋白质、多肽、微量元素（有机锗）、酚类物质、维生素以及灵芝的子实体、菌丝和孢子中含有大约400种不同的生物酸等。这些生物活性物质，对于多种疾病都具有较好的防治作用，包括肝脏疾病、慢性肝炎、肾炎、高血压、高血脂、关节炎、神经衰弱、失眠症、支气管炎、哮喘、厌食、胃溃疡、动脉粥硬化、糖尿病、癌症等。

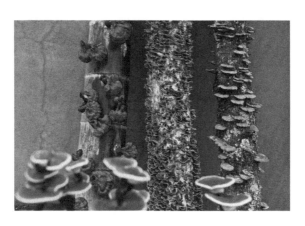

　　女性内分泌失调是导致子宫肌瘤或者乳腺增生的主要原因，乳腺增生是由于体内雌激素含量过高，使得身体乳腺结构发生紊乱而导致，女性体内卵巢分泌过多刺激性物质易引发子宫肌瘤。

　　患有子宫肌瘤或者乳腺增生的女性，可以通过吃灵芝孢子粉来调节。灵芝孢子粉含有丰富的灵芝多糖、灵芝三萜、生物碱、天然有机锗、氨基酸和蛋白质，且不含任何的激素，对人体几乎没有任何毒副作用，具有保肝排毒、抗菌、提高免疫力等作用。试验证明，灵芝孢子粉可促进甲状腺腺泡大小、形态和胶质成分都呈现恢复现象，使肾上腺皮质和髓质恢复常态，使髓质的嗜铬细胞恢复，卵巢各个阶段的卵泡发育趋向正常现象，显著改善内分泌功能，使得内分泌器官趋向常态恢复。

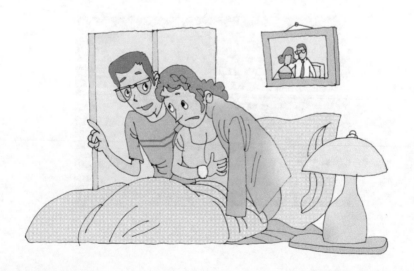

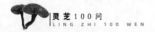

77 灵芝对便秘有什么效果？

中医认为便秘是大便秘结不通，排便时间延长或欲大便而艰涩不畅的一种病证，其主要机理是大肠的传导功能失常。现代医学把便秘分为器质性和功能性两类。器质性便秘大多为机体脏器的器质性病变所致排便不畅，而功能性便秘多为排便的生理机能因某些原因发生失调或紊乱所致，为便秘主要的类型。但无论何种便秘，均可引起肛门直肠疾患，如肛裂、血栓外痔、痔疮、脱肛、直肠炎；长期的便秘造成的粪便潴留，有害物质被吸收，还可导致胃肠神经功能紊乱，以致食欲不振、腹胀、头晕、失眠、疲乏无力、口苦口臭等现象，严重的可诱发直肠癌。对于老年便秘者，还易诱发脑卒中和冠心病。

研究显示，灵芝孢子的细胞壁和灵芝粉中含有大量纤维素，能抑制肠道对胆固醇的吸收，从而显著降低血清胆固醇，并在肠道内与胆固醇的代谢产物结合成不能被机体吸收的类固醇物质，加速胆固醇的代谢和排泄，它还能有效刺激并促使胃肠蠕动，使食物和食糜迅速通过小肠，从而减少机体脂肪的沉积，使大便畅通，粪便及时排出体外。

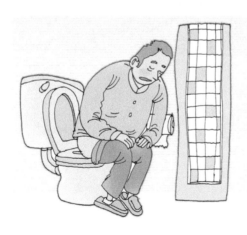

中医理论有"不起瞑眩，症状不愈"的说法，因为瞑眩＝好转反应＝排毒反应，是药物或食疗发挥效果的一种症状。瞑眩反应因人而异，有的人快有的人慢，有的人根本没有。一般来说，有瞑眩反应的人较快起效果，体质也容易恢复；反之恢复较慢。一般服用产品后3～10天会有瞑眩反应，但也有人2～3个月后才会有反应。下表是灵芝产品对人体所产生的一般好转反应，供参考。

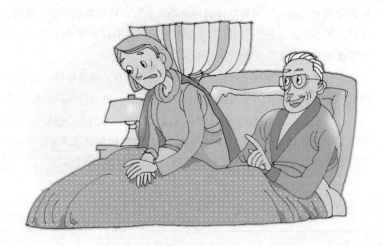

症　状	好　转　反　应
酸性体质	容易疲倦、嗜睡，小便及放屁的次数多，容易口干、鼻孔冒热气、口腔溃疡
高血压	有头重脚轻的感觉，可持续1～2周
糖尿病	血糖会短期上升，手脚会有轻微浮肿
贫血	有的人会有轻微的流鼻血（女性较多）
心血管不良	感觉心跳明显或心跳加速，胸闷想深呼吸
胃部有问题	胃胀、胃痛、泛酸、不舒服、想呕吐、嗳气
肠有问题	轻微腹泻或便秘
肝脏有问题	呕吐、吐气、出疹或皮肤痒，排便时偶尔有血丝
肾脏病	颜面和下肢会有轻微的浮肿
痔疮	初期排便时会有出血或血丝症状
便秘	排便次数会增加，因为体内毒素或废物被分解
体质燥热	容易口干，生口疮，应多喝水、多吃水果，睡眠充足
尿酸／痛风	关节会疼痛，脚部偶尔会出现水肿现象
青春痘	初期会增加，逐渐消失
皮肤敏感	皮肤发痒，可间隔服食或停数天再服用
神经官能敏感	神经振奋、不能入眠，可改在白天服用
慢性支气管炎、哮喘等	咳嗽次数增加，痰带黄色，胸口闷，口干头昏
腰酸风湿痛	开始时患部会酸痛无力，继续服食慢慢会消失
鼻子敏感	鼻涕或喷嚏的次数多，慢慢就会消失
偏头痛	头部稍微痛及有热的感觉

79 为什么说慢性病的防治策略是"防胜于治，治寓于食"？

据世界卫生组织统计，处于"亚健康"状态的人口在许多国家和地区呈上升趋势，由"亚健康"状态转为慢性病的人群也在不断增长。对于慢性病的治疗对策，西方国家投入巨额经费研究，对如何降低慢性病发病率一直未取得进展，从而使人们认识到只有从患病前期即"亚健康状态期"开始的全程预防战略才能预防慢性病的发生，推迟衰老，延长寿命，减轻社会负担，这与传统中医提倡"上工治未病"的思想是一致的。

俗话说，是药三分毒，尤其是西药长期服用，对肝、肾等器官毕竟有副作用。因此，对于慢性病的策略是"防胜于治，治寓于食"，与其救疗于有疾之后，不若摄养于无疾之先。以方药治已病，不若以起居饮食调摄于未病，治寓于食。

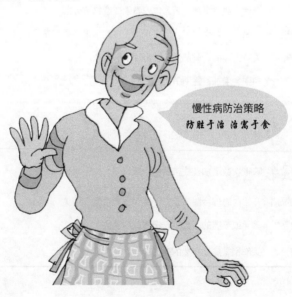

慢性病防治策略
防胜于治 治寓于食

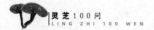

灵芝100问
LING ZHI 100 WEN

80 灵芝列入国家"药食同源"名录了吗?

2019年11月25日,国家卫生健康委联合国家市场监管总局发布了《关于对党参等9种物质开展按照传统既是食品又是中药材的物质管理试点工作的通知》,根据《食品安全法》规定,经安全性评估并广泛公开征求意见,将对党参、肉苁蓉、铁皮石斛、西洋参、黄芪、灵芝、山茱萸、天麻、杜仲叶等9种物质开展按照传统既是食品又是中药材的物质生产经营试点工作。《中华人民共和国食品安全法》第29条规定:对地方特色食品,没有食品安全国家标准的,省、自治区、直辖市人民政府卫生行政部门可以制定并公布食品安全地方标准,报国务院卫生行政部门备案。可见,灵芝很快即可作为食品原料应用。

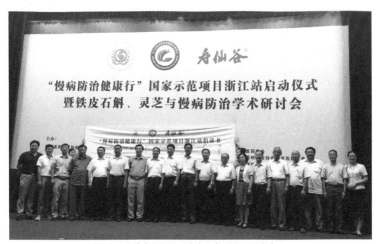

"慢病防治健康行"活动在浙江杭州之江饭店启动

四、栽培篇

灵芝人工栽培方法有段木栽培和代料栽培两种，浙江省主要以段木熟料栽培为主。段木栽培的常用树种主要有壳斗科、杜英科、金缕梅科。段木栽培灵芝菌盖大且厚，盖缘整齐有光泽，灵芝子实体柄短，肉厚，菌盖背部呈淡黄或金黄色，比代料栽培的重量要重很多。灵芝孢子粉是灵芝生长成熟期从菌盖弹射出来极其细小的孢子，为灵芝的生殖细胞。灵芝孢子粉的收集方法主要有整畦套布法、单个套筒法和风机吸附法。灵芝适合家庭栽培，也能够嫁接，适合发展观赏灵芝。

81 人工栽培灵芝是怎么种出来的？有哪几种形式？

灵芝人工栽培方法有段木栽培和代料栽培两种。段木栽培法，适宜树木资源丰富的地区，又分长段木生料栽培、短段木生料栽培、短段木熟料栽培、树桩栽培以及枝束栽培等；代料栽培适于非林区，又分瓶栽、袋栽、畦栽等。

浙江省主要以段木熟料栽培为主，主要流程为：良种选择——原材料准备——装袋——灭菌——冷却——接种——培养菌丝——出芝管理——采收——分级——烘干——加工——储藏。

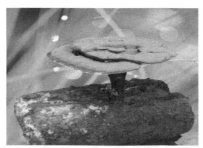

段木栽培

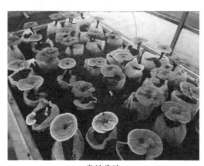

代料栽培

灵芝孢子粉是灵芝生长成熟期从菌盖弹射出来极其细小的孢子，为灵芝的生殖细胞。由于灵芝孢子粉极其细小，会随着空气流动而漫天飞舞，因此收集孢子粉就显得尤为重要了。在长期的实践中，人们根据当地的栽培习惯和实际经验发明了几种主要灵芝孢子粉的收集方法，具体如下：

◆ 整畦套布法：在灵芝栽培后每行灵芝中间排放双层条状地膜，接收降落的孢子粉。在采收灵芝子实体时，用软毛刷把菌盖表面孢子粉刷入桶内，然后采收孢子粉，采收时只采收地膜粉，下层孢子粉弃之不用。该方法的优点是操作方便，劳动力成本低且收集到的灵芝孢子粉的纯度和品质与套筒收集法相当。

◆ 单个套筒法：在灵芝将要成熟时，在灵芝菌柄基部铺一张洁净的薄膜，与地面泥沙隔离，再铺一层接粉薄膜，用套筒将灵芝逐个套住，套筒的下口与接粉薄膜相连，筒顶口加盖白纸，用订书机固定，让灵芝

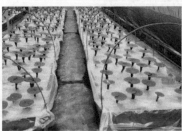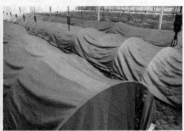

整畦套布法

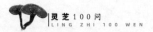

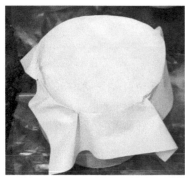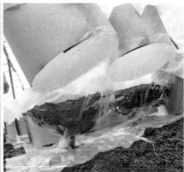

单个套筒法

在相对密封的条件下弹射孢子。套筒采粉要注意通风，防止霉变。该方法的优点是收集的孢子粉纯度极高，缺点是成本高。

◆ 风机吸附法：灵芝孢子的比重较轻，用风机收集，200～300平方米的出芝棚使用两台孢子收集器。当灵芝孢子开始释放时，将两台孢子收集器背对着放置在出芝棚中间，距地面1～1.5米高，一般在晴天早晨4：00—8：00、17：00—20：00以及阴天全天打开电源收集灵芝孢子粉。该方法的优点是操作便利，缺点是收集的孢子粉中会混有一些灰尘。

　　灵芝是木腐菌，野生灵芝在野外生长千奇百态，一般生长在湿度高且光线昏暗的山林中，主要生长在腐树或是其树木的根部，也有生长在地上的，只要温度、湿度适宜，就地取材，随地而生。在天台山桐柏宫紫阳真人像的脚边，竟然也长出了灵芝。

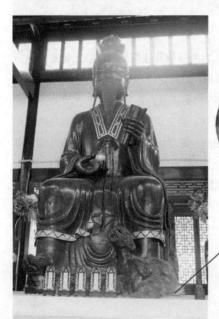

桐柏宫紫阳真人像

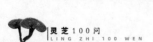

84 段木栽培与代料栽培的灵芝有什么差异？

　　段木栽培灵芝的培养基是用质地坚硬的原木，木质素、纤维素等营养足够灵芝菌丝生存两年，而代料栽培灵芝是用木屑、玉米秆、棉籽壳等物料做营养基质，所以与代料栽培灵芝相比，同样大小的段木栽培灵芝比代料栽培的重量要重很多，这是因为段木栽培灵芝质地更坚硬，有效成分含量高的缘故。段木栽培灵芝较之代料栽培灵芝在形状及颜色上也有明显区别，段木灵芝菌盖大且厚，盖缘整齐有光泽，灵芝子实体质坚实，肉厚，菌盖背部呈淡黄或金黄色，而代料栽培灵芝菌盖背部呈白色或灰色。段木栽培灵芝与代料栽培灵芝有个最明显的差别，在此分别对两者灵芝子实体切片后对比，如何辨别一目了然。

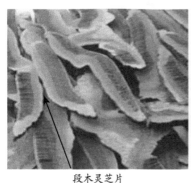 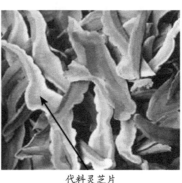

段木灵芝片　　　　　　　　　　　　**代料灵芝片**

（段木灵芝片颜色黄，侧边颜色更深且整体形如同头梳，颜色较深部分呈一根根片状）　　（代料灵芝片颜色偏白，侧边颜色不是很深且整体形如木材，颜色较深部分呈一根根片状）

选择适宜的树种是灵芝段木栽培至关重要的第一步。如果缺乏对灵芝适生树种的基本了解，误用不宜的甚至含有毒物质的树种栽培，则不仅不能取得经济效益，而且会浪费宝贵的林木资源。有关文献上归结了77种灵芝适生树种，分属20科42属，其中常用树种主要属于壳斗科、杜英科、金缕梅科，以壳斗科的青杠树、栓皮栎等树种为宜。松、杉、樟、桉、木荷等含油脂、芳香刺激性气味及有毒树种不能用于栽培灵芝。

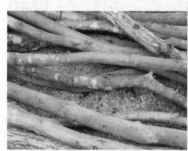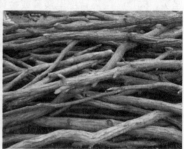

青冈树与栎树

86 能用一般的泥土种出灵芝吗？

灵芝是以死亡倒木为生的木腐性真菌，对木质素、纤维素、半纤维素等复杂的有机物质具有较强的分解和吸收能力，主要依靠灵芝本身含有的许多酶类，如纤维素酶、半纤维素酶及糖酶、氧化酶等，能把复杂的有机物质分解为自身可以吸收利用的简单营养物质，如木屑和一些农作物秸秆、棉籽壳、甘蔗渣、玉米芯等都可以作为栽培灵芝的基质。因此不能用泥土作为灵芝栽培用的基质。

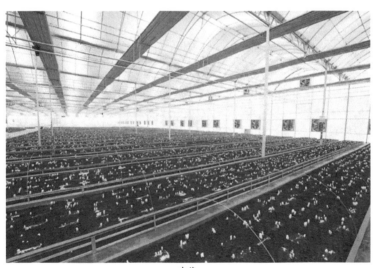

出芝

　　灵芝是适合家庭培养的真菌。需要购买灵芝菌丝生长好的菌袋或者菌段。当室温达到25℃温度，待菌丝发满的菌袋，扎带口一端有较厚的菌丝形成时打开袋口，横竖放直都可以，放阴凉少光处，避免太阳直射。当菌盖达到3厘米以上，边缘呈黄色时，每天应在其表面喷水2～3次。经过20～30天生长，菌盖边缘浅黄色生长带消失，整体色泽基本一致，应停止喷水，并可适当提高光照强度，进入这个阶段，灵芝就可观赏了。

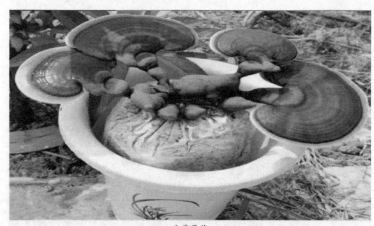

盆栽灵芝

88 　灵芝可以嫁接吗?

　　灵芝是能够嫁接的真菌。这一特性也为灵芝的工艺品开发提供了便利。

　　灵芝应选择未开伞的生命力旺盛的新鲜子实体,将其切成1厘米以上的若干小段(注意不要颠倒了上下生长点的位置),切成段的子实体直接放在分化的原基上,每个原基嫁接一段,如果没有成活还可进行第二次嫁接。若段木分化原基不多,可直接嫁接在段木上,但必须找菌丝生产较强壮的地方,把段木表皮剥开一点,然后把子实体放在段木上,用潮湿泥土把子实体固定好。

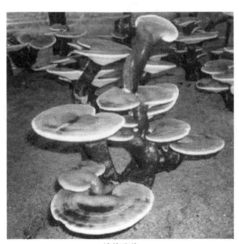

嫁接灵芝

89 盆栽灵芝能吃吗？

　　全世界有近200种灵芝，中国就有100多种，但目前知道的，真正有药用且可以食用的只有几种而已，因此有盆栽爱好的朋友，在不明白菌种的情况下，切勿随意食用盆栽灵芝。

　　明确清楚为可食用灵芝品种，应注意是否经过涂漆或者喷漆，还应注意灵芝子实体表面是否有霉斑，否则不可食用。

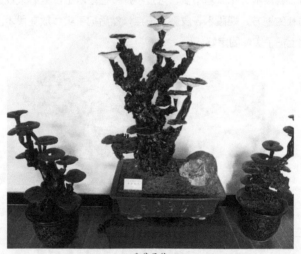

盆栽灵芝

90　观赏灵芝是如何制作的？

自古以来，灵芝就有着长寿、吉祥、美好、宝贵的象征。随着经济社会的发展，技术指导人员利用灵芝的生物特性，通过光照强度、二氧化碳浓度等加以诱导，使之生长成独特的造型，成为了一盆盆巧夺天工的艺术盆景。

通过控制小环境中 CO_2 的含量，可培养出鹿角状分枝、丛生菌盖、子母盖、菌盖加厚等形态。

◆ 光诱导培养：灵芝子实体生长过程中有明显趋光性，菌盖边缘和菌柄先端向光性很强，在子实体未停止生长时，不断改变光源位置，使子实体向不同方向发展，产生不同形状。

◆ 药物刺激：在正在生长的灵芝菌柄或菌盖边缘，用药物，如酒精、催根素、生长素等物，用已消毒的针头沾点刺，或直接涂抹药物，使这些部位出现扭曲、偏生、结巴等，造成一些粗野的形状。

◆ 盆景拼制：按灵芝的种类、颜色、形态、大小等选择不同类型的盆景盆，把培养好的子实体，配以石头、木桩、玻璃或瓷器工艺人物或亭台、楼角等，制成盆景。

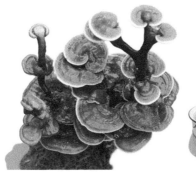

灵芝瓷韵（郑本成 摄）

灵芝常见虫蛀主要是由跳虫、灵芝谷蛾等害虫所致。发现有虫时可以将盆景放在日光下暴晒。同时,灵芝有虫眼的地方可用石蜡或胶布封口,以防虫子再次入侵。

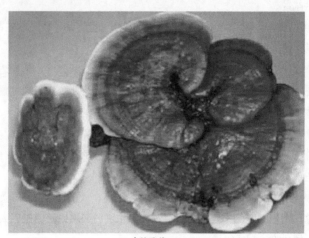

虫蛀灵芝

五、产业篇

浙江灵芝资源丰富，主要以段木灵芝为主，品种以赤芝为主，灵芝朵形圆整、肉厚、质地致密、孢子饱满、品质好，深受国内外市场欢迎，其中龙泉还被称为"中华灵芝第一乡"。全省灵芝种植面积3000余亩，灵芝每亩产量500千克，灵芝孢子粉250～400千克，主要集中在丽水、金华、衢州等地。我省企业在外省种植基地面积达3000亩。全省现有以灵芝及灵芝孢子粉为原料的保健食品产品文号28个，生产该类产品的保健食品企业14家，主要产品有灵芝切片、超细粉、灵芝孢子粉、破壁灵芝孢子粉、灵芝浸膏、灵芝孢子油等产品。

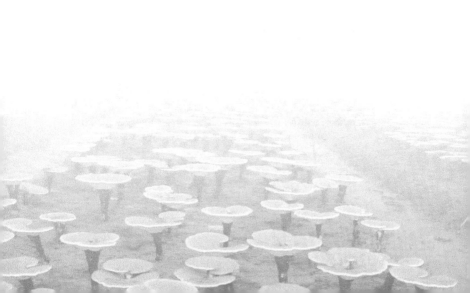

中国中医科学院通过对余姚市田螺山遗址出土的史前灵芝样本"本草考古",发现浙江先民使用灵芝养生保健距今有6800年历史。20世纪50年代末我国用科学方法栽培灵芝取得成功,开始大规模生产,以供药用。20世纪70年代开始,在对灵芝的化学和药理研究的基础上,开展了灵芝的临床研究。受当时国内形势的影响,灵芝的临床应用"过热",对它的疗效期望过高,结果反在一段时间内影响了灵芝的研究和应用。20世纪80年代以来,灵芝的研究又步入正轨,我国的药学家、药理学家进一步深入研究了灵芝的有效成分、药理作用及其机制,为灵芝的临床应用奠定了理论基础。一些灵芝制剂已用于临床防治疾病。灵芝作为保健品应用则更为普遍。

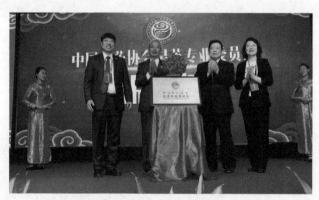

2018年中国中药协会灵芝专业委员会在浙江武义成立

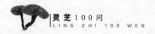

93 浙江省灵芝产业发展情况如何?

　　浙江灵芝资源丰富,是全国灵芝及灵芝孢子类产品的重点道地产区,栽培主要以段木灵芝为主,品种以赤芝为主,分产孢型和少孢型,一个生长季采收两次,灵芝朵形圆整、肉厚、质地致密、孢子饱满、品质好,深受国内外市场欢迎,具有较强的区域特色,其中龙泉还被称为"中华灵芝第一乡"。据调查,全省各地都有不同规模灵芝种植基地,种植面积已超过3000亩(1亩≈20立方米段木),每亩产灵芝500千克,灵芝孢子粉300～400千克,基地总数约50家,主要集中在丽水市(20个)、金华市(10个)、衢州市(8个)等地。本省企业在外省种植基地面积达3000亩,订单生产,产品回收加工。全省现有以灵芝及灵芝孢子粉为原料的保健食品产品文号28个,生产该类产

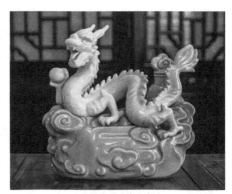

灵芝龙腾图(林平 摄)

品的保健食品企业14家,主要产品有灵芝切片、超细粉、灵芝孢子、破壁灵芝孢子粉、灵芝浸膏、灵芝孢子油等产品,产业产值达40亿元,产业规模占全国三分一强。是浙江省比较有地方特色的保健产品。

浙江发展灵芝产业具有明显的生态资源、产业基础和区位经济优势，是实施"中医药强省"战略和保障民生健康的传统优势产业，是发展高效生态精品农业的重要产业，成为全国灵芝种植、加工主产区和主销区。浙江气候四季分明、气候生态类型多样，灵芝资源丰富，生产企业和科研单位先后成功选育了仙芝1号、仙芝2号、龙芝2号等品种，成为生产上的主推良种，确保了种源安全。浙江生态条件优越，生产基地管理规范，标准化生产技术应用高，产品优质安全，满足市场对优质原料的需求。研发实力强，产业基础好，20世纪90年代起，浙江成功实现灵芝产业化开发利用，目前有从事灵芝产品开发的科研单位20多家，形成了集科研、种植、加工、销售为一体的产业群，开发了灵芝系列产品。市场认可程度高，目前灵芝保健功效、辅助治疗作用越来越受到大众认

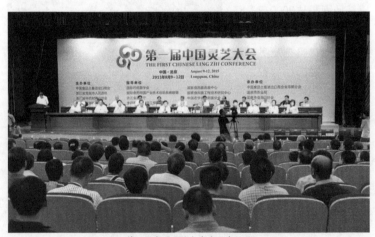

第一届中国灵芝大会在龙泉召开

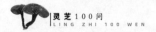

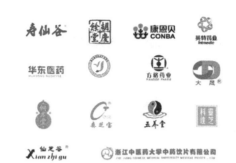

可，一批品牌企业产品在市场上享有盛誉。同时省中药材产业协会积极发挥行业自律作用，发出了"浙江省中药材行业诚信生产经营倡议书"，促进了产业健康持续发展。2018年，灵芝入选浙江省新"浙八味"中药材培育品种，全省形成合力，推动灵芝产业化、规范化、生态化发展。浙江居民对灵芝的认可度、接受度、使用度显著提高，加上浙江经济基础好、高质量生活需求强、旅游养生产业旺，市场空间巨大。随着灵芝列入食药物质名单和试点工作的开展，以中医理论为指导，将会研发出适合不同人群的灵芝健康产品，满足广大群众对高质量生产的需要。

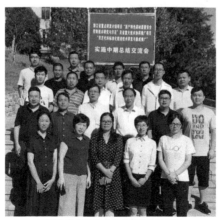

2018年实施灵芝省重点研发计划项目

95 浙江省灵芝的资源分布情况如何？

资源分布：凤阳山、百山祖、天目山、天台山、牛头山、大盘山、四明山、雁荡山等自然保护区，调查表明有灵芝科28个种，其中灵芝属23个，乌芝属（假芝属）5个。

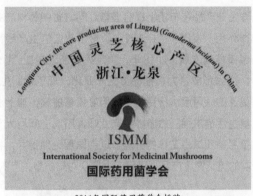

2016年国际药用菌学会授牌

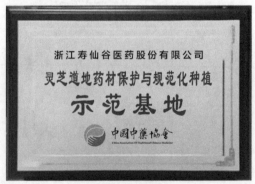

中国中药协会授牌

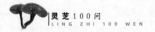

96 灵芝产业的延伸和持续性如何？

　　浙江省的灵芝产业起步早，经济实力、科技水平高，现仍在蓬勃发展中。与此同时，在浙江的带动下，其他产地灵芝产业发展亦逐步崛起，其中江苏、福建、安徽、云南、山东等省灵芝产业发展迅速，成为了脱贫致富产业。近年来，随着灵芝产业的兴起，工商资本投入、个体销售增多，由于不同品种、不同产地、不同栽培方式和加工方法的破壁灵芝孢子粉产品质量良莠不齐，价格相差天壤之别，消费者难以鉴别，造成市场混乱，存在掺杂、以次充好现象，消费者反映强烈。2014年，国家卫生和计划生育委员会明确规定破壁灵芝孢子粉不宜作为普通食品

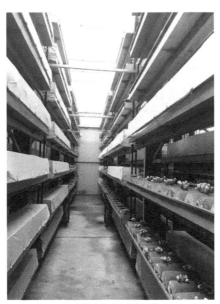

开展灵芝工厂化生产研究

原料，使用破壁灵芝孢子粉作为原料生产加工保健食品应当取得保健食品批准文号，同时加大市场整顿和对违法行为的打击力度。同时浙江省食品药品监督管理局对《浙江省中药炮制规范》2015年版收载的灵芝孢子粉炮制规范进行了修订，对炮制、性状、鉴别、检查、重金属及有害元素作出了明确规定，自2015年1月1日起实施，对促进灵芝产业提升发展，规范灵芝生产加工起到积极作用。随着国家对中医药事业和产业发展的重视，《健康中国2030》提出从以"治病为中心"向以"预防为中心"转变的新战略，2019年《中共中央国务院关于促进中医药传承创新发展的意见》指出"发挥中医药在疾病治疗和预防中的特殊作用"，吹响了新时代中医药事业发展的号角，以灵芝等食药物质为特色的传统中医药健康产业的春天已经到来。

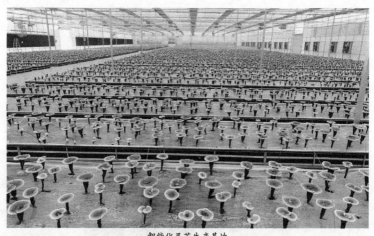

智能化灵芝生产基地

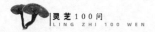

97　浙江省中药材生产基地信息体系建设是怎么回事？

　　为规范引导浙江省灵芝生产基地建设，全面推进规范化、标准化生产，不断完善产品质量管理可追溯体系，根据《中华人民共和国农产品质量安全法》有关规定，2012年浙江省农业厅、省食品药品监督管理局联合下发了《浙江省中药材生产基地信息体系建设实施意见》的通知，要求全省中药材生产基地做到产品流向可跟踪、质量可追溯、责任可追究。浙江省中药材产业协会具体承担生产基地信息体系实施工作，编印并下发了《浙江省中药材生产基地质量安全生产管理记录档案》，建立了中药材行业生产管理及追溯监管平台，生产全过程达到生产基地信息体系的标准要求，产出产品打上"二维码"，消费者就可以知道它的产地条件、生产过程、产品质量等信息。协会还组织开展了全省中药材生产基地信用等级评价工作。评价内容包括产地生态条件、基地管理措施、产品质量及保障措施、产品知名度、产业化程度、产品抽样检测结果等内容。分值评定：综合评分95分以上认定为AAA基地（生产管理规范良好），90分以上认定为AA基地（生产管理规范），80分以上认定为A基地（生产管理较规范）。《中华人民共和国中医药法》《全国道地药材生产基地建设规划2018—2025》等明确要求加强中药材质量追溯体系建设，建立生产档案记录制度，构建覆盖种养、加工、收购、贮藏、运输、销售等各环节的质量追溯体系，实现来源可查、质量可追、责任可究。浙江省中药材生产基地信息体系建设会更加广泛实施和应用。

龙泉自古就产灵芝，据龙泉县志记载，"南宋建炎三年（公元1129年）已酉冬十一月芝产前太常少卿季陵居屋"。源远流长的龙泉青瓷、龙泉宝剑文化中也同时融汇了龙泉灵芝文化。

龙泉灵芝盛产于瓯江、闽江和乌溪江的发源地——龙泉市境内，这里山岭叠嶂，溪流密布，林木茂盛，空气清新，森林覆盖率达84.2%，被誉喻为"中国生态第一市"。好山好水出好芝，得天独厚的自然地理环境和阔叶林资源，良好的气候与土壤条件，非常适合灵芝生长，加之龙泉人民科学的栽培管理技术，造就了质地极佳的龙泉灵芝：朵大、肉厚、色泽好、结构致密、孢子饱满、品质优良。

龙泉野生灵芝资源丰富，民间有用灵芝治失眠、灵芝浸酒的习惯。20世纪90年代，龙泉市委、市政府投入了大量人力、物力发展段木灵芝生产。1990年底，龙泉市科技人员在总结考证野生灵芝生长环境的

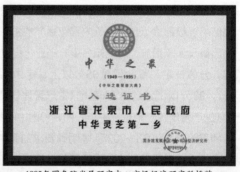

1995年国务院发展研究中心市场经济研究所授牌

基础上，汲取香菇种植技术，对野生灵芝进行提纯。1992年，龙泉市宝溪乡推广灵芝栽培技术。此后，人工栽培段木灵芝在龙泉迅速得到推广。1996年国务院经济发展研究中心授予龙泉市"中华灵芝第一乡"荣誉称号。2010年5月及2011年9月龙泉灵芝和龙泉灵芝孢子粉获国家地理标志产品保护。2018年，龙泉市段木灵芝年生产量达60 000立方米，

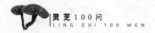

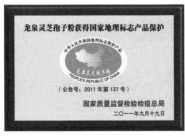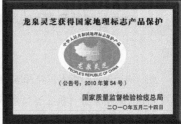

年产干芝2500吨，产孢子粉1200吨，产值3.4亿元，占农业总产值的16.6%，全市有2000多人从事灵芝生产、加工和销售，灵芝产业已成为龙泉市农民增收的重要途径。2015、2016年龙泉连续举办了两届中国灵芝大会，确立了龙泉灵芝在全国的重要地位。

目前，龙泉市按标准化生产的灵芝已占总量的85%以上，涌现了佳宝、森芝宝科达生物、天和农业、渊剑等一批集种植、加工、销售一体的农业龙头企业，获得国食健字批文的保健品有6个，研制成功灵芝精深加工产品近20个，产品远销日本、韩国、新加坡等国家。近几年，灵芝产品多次荣获中国浙江国际博览会优质农产品金奖。龙泉已成为名副其实的"中华灵芝第一乡""中国灵芝核心产区"。

99 如何保障浙产灵芝的质量安全?

贯彻执行好《中华人民共和国中医药法》《全国道地药材生产基地建设规划2018—2025》《浙江省特色农产品优势区建设规划(2018—2022年)》等要求,认真实施浙江省地方标准《段木灵芝生产技术规程》,切实做好灵芝安全生产和管理工作。

一是合理规划布局,完善基础设施。按照"道地性、安全性、有效性、经济性"的要求,努力创造灵芝适宜种植条件和最佳生长环境。宜选择生态环境良好的产地,土壤、水源、大气质量等达到国家二级标准,禁止在非适宜区种植。完善基地基础设施和产地加工配套建设,合理配置农业环境监测记录仪器,提升基地抗灾能力。

二是管理措施到位,提高生产操作规范化水平。推广应用"浙江省中药材生产基地信息体系"服务平台,生产基地要建立健全种植全过程档案登记,强化生产过程追溯管理,推行"二维码"追溯管理。要健全基

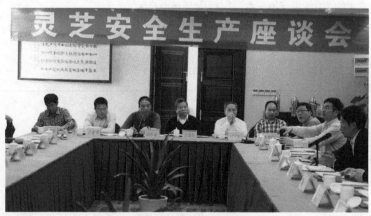

浙江省灵芝安全生产推进会

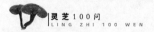

133

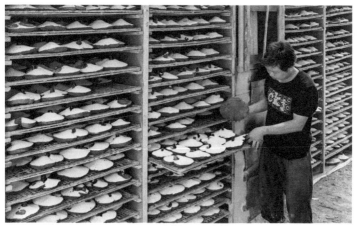

产地加工

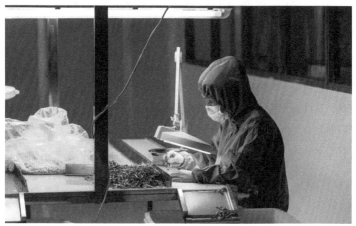

精选加工

五、产业篇

地生产、质量管理制度，做到上墙明示；技术培训到位、管理责任到人，切实提高标准化、规范化技术的到位率。

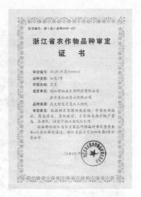

三是严格投入品管理，确保产品质量安全。投入品统一采购与使用，坚决不使用来源不明、成分不清、未经国家或省级农业部门登记的化肥或生物肥料，严禁使用各类除草剂和高毒、剧毒、高残留农药，积极运用农业综合防治措施，生产基地提倡人工除草。推广品种须经过审定或鉴定确认的适合当地气候条件的高产、优质、抗逆性强的良种。积极推进绿色产品等质量体系认证。

四是规范生产加工、储运流程，着力提升灵芝产地加工水平。规范采收与初加工、包装与储藏运输等环节，严控加工原料来源渠道。科学合理采收、拣选、清洗、切制，保证灵芝质量。提升改造仓储物流条件，保证中药材仓库的通风、干燥和避光，必要时安装空调及除湿设备。

同时实行品牌销售，诚信经营，严厉打击产地加工过程中掺杂使假、染色增重、污染霉变等违法违规行为。绝不销售"假、冒、伪、劣"药材、饮片。积极宣传推广产品健康知识和保健养生产业文化，认真做好售后服务，维护生产经营者合法权益，共同打造"浙产好药"行业良好声誉和形象。

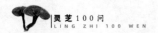

100 | 浙江省中药材产业协会是个什么组织？

浙江省中药材产业协会（省5A级社会组织）成立于2002年9月23日，是全国最早成立的省级中药材产业协会，由全省从事中药材生产、加工、流通、科研、教学领域的法人和自然人自愿联合组成的行业性社会组织，现有会员284家。业务范围：开展全省中药材行业基础情况的调查，协调、指导中药材产业的发展，受业务主管部门委托，组织实施中药材生产、加工、流通、科研、推广和产业化经营的有关项目，组织制定中药材产品标准和技术规范等。发挥好平台、机制、人才、信息四大优势，行使好行业代表、行业服务、行业自律、行业协调四大职能，努力创建"浙产好药"品牌，推动了全省中药材产业持续、稳定、健康发展。

◆ 积极开展产业调研和信息服务。参与编制了《浙江省中药材保护和发展规划》（2015—2020年），编写年度《浙江省中药材产业发展报告》，定期发布浙产药材价格走势，为会员提供信息、政策、技术服务；每年举办全省中药材产业带头人知识更新（安全生产）培训班；指导开展了乐清铁皮石斛等四个中药材农业政策保险试点工作。

◆ 推动规范化基地建设和产业化发展。组织开展灵芝等种质资源调查、收集与新品种选育；指导了磐安"江南药镇"、淳安"百草临岐"等中药材特色小镇建设，组织推广中药材产地精深无硫加工，组织标准制订实施，制订了《段木灵芝生产技术规程》等20多个省级地方标准；推动制订中药国际标准《中医药 灵芝》《中医药 铁皮石斛》。组织开展了"浙江省优质道地药材示范基地评选""浙江省中药材产业基地（县、乡）认定""浙江省中药材生产基地信用等级评价"等活动，推出一批在国内外市场有较高知名度和良好信誉的优质道地药材标准化示范基地。

◆ 推动"浙产好药"品牌建设和宣传。指导申报"武义铁皮石斛"

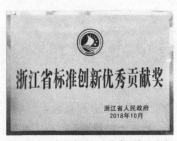

浙江省标准创新优秀贡献奖

浙江省人民政府
2018年10月

2018年浙江省标准创新贡献奖优秀贡献奖

"雁荡山铁皮石斛""缙云米仁"等道地中药材国家原产地产品保护登记；参与评选新"浙八味"中药材培育品种；组织编写了《浙江中药材》等专著10多部；联合举办了中国磐安中药材交易博览会、中国灵芝大会，组织参加国内中药展览、药交会、农博会；与中国台湾中药商业同业公会建立合作关系，积极推动海峡两岸中药产业交流合作，开拓产品市场。

◆ 加强自身建设。协会会员团结合作，严格遵守协会章程，工作制度和财务管理规范，向全行业发出诚信生产经营倡议书、制订了协会团体标准管理办法、建立了由200多位行业专家组成的专家库等。协会是中国中药协会理事单位、全国中药材基地共建共享联盟浙江联络站、浙江省中药产业传承发展联盟理事单位、浙江省种植业标准化技术委员会单位。主持制定的《铁皮石斛生产技术规程》系列标准项目，获2018年浙江省标准创新贡献奖优秀贡献奖，国家科技部"中药现代化科技产业基地建设十周年优秀单位"，全省"一带一路"建设先进单位和全省农产品行业协会工作先进单位，浙产道地药材科普基地等。

协会将立足产业发展新形势，明确新定位，以"道地、安全、有效、经济"为要求，在推动中药材全产业链标准化、全领域打造品牌、全方位融入方面加强合作创新，形成合力，保护和振兴"浙产好药"，为产业兴旺、乡村振兴作出积极贡献。

更多信息可访问浙江中药材信息网：

http://www.zjcmmia.com。公众号：浙药 好药材

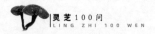

六、灵芝验方

灵芝主治虚劳体弱、神疲乏力、心悸失眠、头目昏晕、久咳气喘、食欲不振、反应迟钝、呼吸短促等症，可谓是中药中的良品，后面提供的17种灵芝验方可供参考。

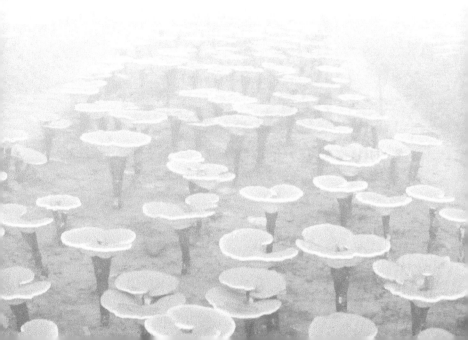

1. 灵芝银耳羹

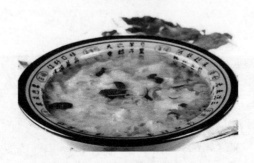

材料： 灵芝9克，银耳6克，冰糖15克。

做法： 用小火炖2~3小时，至银耳成稠汁，取出灵芝残渣，分3次服用。

功效： 治咳嗽、心神不安，失眠梦多、怔忡、健忘等。

2. 灵芝白酒

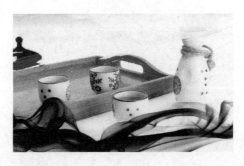

材料： 灵芝30克，白酒500毫升。

做法： 灵芝切碎置瓶中，加白酒，封口浸泡7天。日服2次，每次10~20毫升。

功效： 适于神经衰弱、失眠、消化不良、咳嗽气喘、老年性支气管炎等。

3. 灵芝黄酒

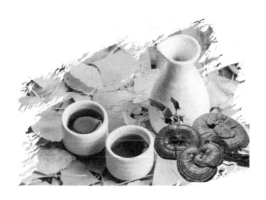

材料：灵芝40克，黄酒500毫升。

做法：灵芝切片，加黄酒，浸10天。日服2次，每次30毫升。

功效：治积年胃病。

4. 灵芝人参酒

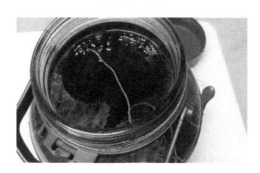

材料：灵芝50克，人参20克，冰糖500克，白酒1500毫升。

做法：灵芝切片，加人参、冰糖，装入纱布袋置酒坛中，加白酒，密封浸10天。日饮2次，每次15~20毫升。

功效：治肺痨久咳、痰多、肺虚气喘、消化不良等。

5. 灵芝三果益发汤

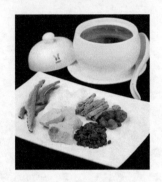

材料： 灵芝6克，石榴2个，椰子肉1个，龙眼肉10克，冰糖8克。

做法： 灵芝、石榴、椰子肉、龙眼肉加冰糖做汤。

功效： 滋养补血，乌黑头发，治脱发、早生白发，能生津解渴。

6. 灵芝大枣酒

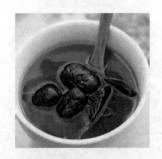

材料： 灵芝50克，大枣100克，白酒500克。

做法： 灵芝、大枣用白酒浸渍。每次饮1~2小杯。亦可用本方同粳米煮粥食。

功效： 本方以灵芝补气益血、养心安神，以大枣增强灵芝的功能。用于心脾两虚，心悸失眠。亦用于老人气血不足，体倦乏力，心悸气短。

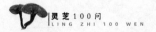

7. 灵芝米酒

材料：灵芝30~50克，米酒500毫升。

做法：灵芝加入米酒，一周后服用。每次一匙，日服2次。

功效：治硬皮症。

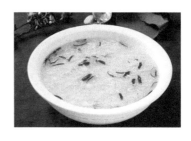

8. 灵芝蜜茶

材料：灵芝15~20克，大枣60克，蜂蜜4克。

做法：灵芝、大枣水煎后加蜂蜜。

功效：久服可提高机体免疫力，并抑制癌细胞生长。

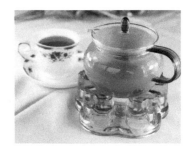

9. 灵芝红枣茶

材料：灵芝4~6克，红枣9枚。

做法：灵芝加红枣泡茶。

功效：改善贫弱体质，提高免疫力，安神养心，更有助美容，可常服。

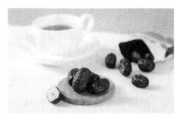

10. 灵芝三七饮

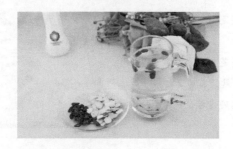

材料： 灵芝30克，三七粉4克。

做法： 灵芝、三七粉炖服。早晚各服一次。

功效： 治冠心病和心绞痛。

11. 灵芝黄芪汤

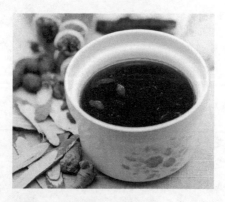

材料： 灵芝15克，黄芪20克，黄精15克，鸡血藤15克。

做法： 灵芝、黄芪、黄精、鸡血藤炖服。

功效： 治白细胞减少症。

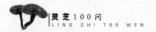

12. 灵芝黄芪茶

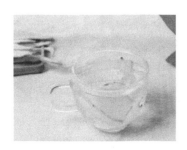

材料：灵芝、黄芪。

做法：灵芝、黄芪各等分，研为细末，每次10克，沸水浸泡饮。

功效：补气益脾，升白细胞，并以灵芝降血脂。用于气虚白细胞减少或血脂偏高证者。

13. 罗汉果灵芝茶

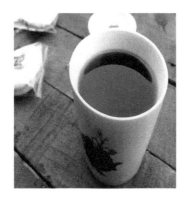

材料：灵芝、罗汉果。

做法：灵芝（适量）与罗汉果（适量）置锅内中火煲1.5小时左右，关火即可饮用。

功效：可提高人体免疫力，润肠通便。

14. 紫灵芝水

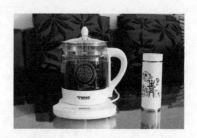

材料： 枸杞10克，灵芝20克。

做法： 选上等枸杞、灵芝。灵芝片掰成段，放入砂锅中，加入水约500毫升，大火煮沸，然后调到小火，约15分钟，即可。紫灵芝水，味道略苦，可以稍微加些蜂蜜。

功效： 养肝护眼、益精补肾、强心安神。

15. 灵芝枸杞汤

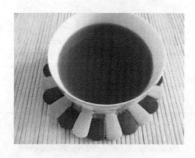

材料： 灵芝20克、枸杞5粒、花生仁5克、核桃仁（适量）。

做法： 取灵芝、枸杞、花生仁、核桃仁，放入砂锅中，加水1000毫升，大火加热，开锅以后，小火，煮到大约300毫升时即可。

功效： 长期服用，可稳定血糖。

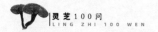

16. 降脂纤体汤

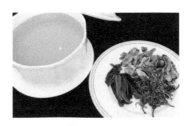

材料： 灵芝30克，东北木耳25克，山楂10克或山楂叶10克，田七2克，竹荪15克，蜜枣3只。

做法： 灵芝、东北木耳、山楂或山楂叶、田七、竹荪、蜜枣，全部材料洗净后猛火煲滚后文火再煲1.5小时，调味食用。

功效： 适用于高血脂、肥胖、中气不足、肠胃不适者，可起到养颜瘦身调理肠胃的辅助食疗作用。

17. 灵芝山药汤

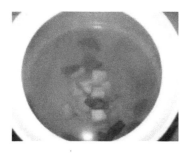

材料： 山药1根，灵芝2个。

做法： 取山药、灵芝洗干净，灵芝切片，山药去皮、切块，置于锅内，大火煮开，小火再煮30分钟即可。

功效： 适合中老年糖尿病、高血压患者，长期饮用，有很好的养生保健作用。

七、灵芝菜谱

灵芝可养心安神，养肺益气，理气化淤、滋肝健脾，可作为药膳中的调味料食用，既能调养身体，又能吃到好吃的。后面提供的20种灵芝菜谱可供参考。

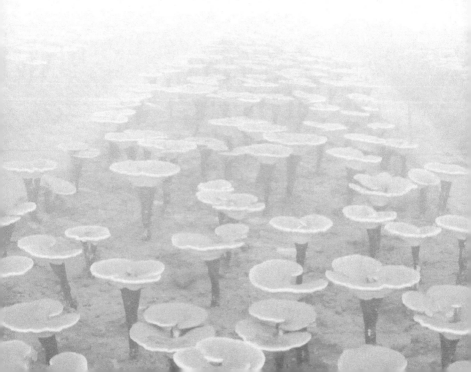

1. 石斛灵芝炖鸡汤

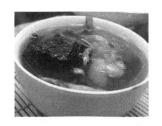

材料：母鸡半只，石斛适量，虫草花适量，灵芝适量，盐、味精。

做法：将鸡切大块；石斛、虫草花、灵芝洗净；所有材料入锅加水烧开，文火煮1小时，加盐、味精调味即可。

功效：生津益胃，清热养阴，虫草花和灵芝都是菌类，多吃可以提高身体的免疫能力。

2. 灵芝白鸽炖鸽蛋汤

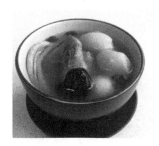

材料：白鸽1只，鸽蛋8个，灵芝100克，党参1支，枸杞子50克，川弓适量，当归适量，白芷适量，黄芪适量，玉竹适量，姜、盐。

做法：鸽蛋冷水下锅，煮熟后过冷水剥壳备用；白鸽宰杀后洗净切成大块；鸽肉、灵芝和所有配料放入砂锅里大火加热，先不要放盐，煮沸后捞去浮沫，转小火炖；两小时后放入鸽蛋，按口味加入食盐，开大火烧开，关火即可。

功效：白鸽汤有很好的滋补作用，能滋阴壮阳；鸽蛋具有补肝肾、益精气、丰肌肤诸功效；常吃能养颜美容。

3. 灵芝枣杞炖乳鸽

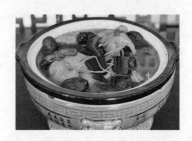

材料: 乳鸽2只, 灵芝10克, 红枣30克, 枸杞20克, 盐、黑胡椒粉。

做法: 准备好乳鸽, 清理干净备用; 准备好灵芝、红枣、枸杞子; 乳鸽放入高压锅内, 加入适量冷水、洗净的红枣、枸杞子、灵芝; 高压锅加盖, 调至鸡鸭档, 保压25分钟; 压制好的乳鸽汤加入适量盐调味; 加入黑胡椒粉, 搅拌均匀即可。

功效: 健脾开胃, 补益气血, 养心安神, 益精明目, 治精神不振, 心跳失眠, 头晕眼花。常食之, 强壮身体, 减少疾病, 延缓衰老。

4. 灵芝猪骨汤

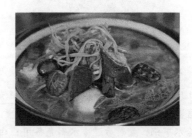

材料: 猪大骨750克, 灵芝20克, 盐、姜、葱、料酒。

做法: 猪大骨洗净, 放入冷水锅煮开, 捞出漂净; 取炖锅, 放入猪大骨, 加满清水, 放入姜片、葱结、灵芝, 加料酒; 慢火炖煮3.5小时; 去浮油, 加盐即可。

功效: 补中益气、补肺益肾、养心安神。

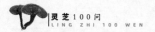

5. 灵芝西洋参乌鸡汤

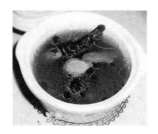

材料：灵芝适量，西洋参适量，乌鸡适量，姜片适量。

做法：取适量灵芝，将表面洗净；将灵芝切成薄片；乌鸡处理好洗净，切成块；飞水（焯水），锅里加水、姜片煮开，把切好的乌鸡放进去飞水，用漏勺将飞水好的乌鸡捞出；砂锅调入适量水煮开，放入灵芝片，改小火慢慢煲2小时左右；用漏勺捞出灵芝（好的灵芝煲后还可以再煮水喝，还很有味道别浪费了）；然后将飞水过的乌鸡放进去，大火煲沸；接着调入适量西洋参，改小火慢慢煲一个半小时左右即可关火品尝。

功效：益智健脑、健脾安神、益气养阴、滋补益身、延缓衰老、增强免疫功能、提高机体抵抗力。

6. 灵芝玉米米糊

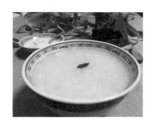

材料：灵芝10克，大米30克，玉米渣30克。

做法：切好灵芝片；灵芝片放锅中加适量水煮开，小火炖30分钟；过滤出灵芝水；洗净大米和玉米，放入豆浆机中，再倒入灵芝水，按下米糊按键，20分钟即可。

功效：具有降压作用。

7. 原盅灵芝排骨汤

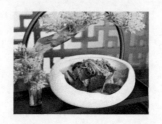

材料： 排骨适量，灵芝适量，蜜枣适量，枸杞适量，姜、盐(少许)。

做法： 材料、配料备好；锅下热水烧开后将排骨放入去血水，约1分钟后捞起，再用清水洗干净放入炖盅里；灵芝、姜切片，蜜枣、枸杞洗净后也一同放入炖盅里加入水；电压力锅内加入适量的水，然后放一块布，将炖盅放进电压力锅里的布上；盖上炖盅盖和锅盖，扭到汤水键(时间大概是半小时)；半小时排完气后打开盖，加入适量的盐即可。

功效： 健脾益气、养肝护眼、益精补肾、补气安神。

8. 灵芝炖草鸡

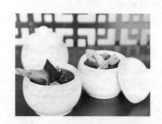

材料： 草鸡块250克，灵芝5克，红枣5粒，枸杞(适量)，盐、料酒、姜、葱适量。

做法： 草鸡洗净斩块，放入开水焯一下捞出；取砂锅，放入草鸡块，加适量水；放入灵芝、红枣、葱结、姜片，加料酒大火煮开；撇去浮沫，小火炖1.5小时；加枸杞炖5分钟，加盐即可。

功效： 可以缓解神经衰弱，抗衰老，增强自身抵抗力。哺乳期和孕期的女性也可放心食用，可以缓解准妈妈在怀孕期间的忧郁情绪，还能大幅度改善妊娠糖尿病以及妊娠高血压等并发症。

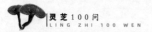

9. 胡萝卜淮山猪骨汤

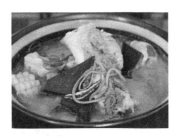

材料： 猪大骨500克，淮山500克，胡萝卜1根，灵芝（适量），盐（少许）。

做法： 猪骨洗净，淮山、胡萝卜去皮切大块；除淮山外所有材料洗净入锅，加水烧开，文火炖1.5小时；加入淮山再炖半小时加盐调味即可。

功效： 健脾养胃。

10. 鸡骨草龙骨护肝汤

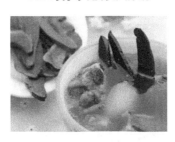

材料： 排骨500克，灵芝15克，鸡骨草30克，蜜枣25克，白芍10克。

做法： 鸡骨草用水泡30分钟左右，再反复洗干净表面的泥巴；猪骨飞水去腥；已经飞好水的猪骨捞起然后与鸡骨草、猪横俐、白芍、排骨加水（一般加入10碗左右）；煲2小时左右，关火的10分钟前加入盐调味。

功效： 清心舒肝，清热解毒。适合全家人饮用，尤其适合经常应酬人士和长期熬夜人士。

11. 酱鸡胗

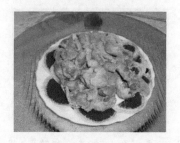

材料： 鸡胗150克，八角1个，花椒（适量），灵芝2片，桂皮1小片，小尖辣2个，老抽（半勺）、生抽（一勺）、盐（少许）、糖（少许）。

做法： 鸡胗泡洗3遍，烧开一锅水，煮2分钟，然后换一次水再煮；换水煮以后再加花椒、八角、桂皮、尖辣椒、生抽和老抽、灵芝片、盐、糖；再煮30分钟即可出锅食用。

功效： 健脾消食、补肾益精。

12. 灵芝大骨汤

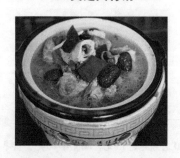

材料： 灵芝10克，大骨500克，枸杞30克，姜片、盐（少许）。

做法： 烧开水把大骨焯一下，去掉血水；灵芝、姜片、枸杞一起放锅里，加足够的水；放入大骨，大火烧开，小火慢炖2小时；出锅前加盐调味即可。

功效： 补中益气、强健骨骼、养肝补肾。

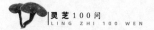

13. 灵芝鸡汤

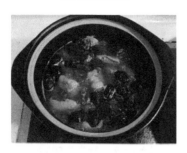

材料：灵芝适量，鸡半只，红枣（适量），枸杞（适量），盐、姜片（少许）。

做法：鸡肉洗净焯水；砂锅煮开水，放入焯水后的鸡肉；煮开加入洗净的灵芝和姜片，转中小火煲半小时；然后再加入红枣，再继续煲半小时；最后加入枸杞煲5分钟，入盐调味即可。

功效：安神补气。

14. 灵芝红枣鸡汤

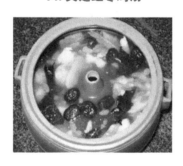

材料：鸡肉600克，灵芝（适量），红枣（适量），枸杞子（适量），姜、酒、盐（少许）。

做法：把灵芝、红枣、枸杞子、鸡肉、姜一起放进气锅，放少许料酒、盐。在气锅外加水，慢火煲1小时即可食用。

功效：具有气血双补、健脾养胃、护肝补肾功效。

15. 杜仲灵芝猪尾骨汤

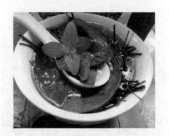

材料：灵芝50克，杜仲35克，猪尾骨500克，生姜3克，枸杞10克，若羌红枣5粒，桂圆肉5克。

做法：洗净灵芝，剁小块；杜仲洗好沥净水和灵芝放在一起；枸杞、桂圆肉、红枣洗净，红枣要拍开、去核；洗好所有的材料，趁水还没开，放入所有的材料；水开后撇去浮沫，煮2.5小时即可。

功效：有补肾益精、护肝明目、健脾养血功效。

16. 鸡骨草灵芝排毒汤

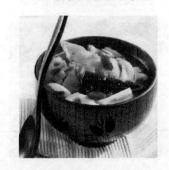

材料：鸡骨草150克，灵芝1小片，猪横脷4条，罗汉果（适量），陈皮（适量），盐（少许）。

做法：切成小块的灵芝、罗汉果、陈皮放进锅里，加适量水，煲2.5小时后放盐即可。

功效：排毒护肝。

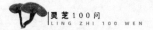

17. 灵芝炖猪蹄

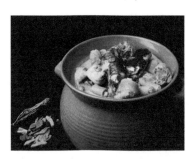

材料：灵芝15克，猪蹄1只，料酒、精盐、味精、葱段、姜片、猪油适量。

做法：将猪蹄去毛后洗净，放入沸水锅中焯一段时间，捞出再洗净；灵芝洗净切片；锅中放入猪油，烧热加葱姜煸香，放入猪蹄、水、料酒、味精、精盐、灵芝、武火烧沸，改用文火炖至猪蹄熟烂，出锅即成。

功效：常吃此菜能抗衰老，减少脸上皱纹，滑润皮肤。

18. 灵芝扶正汤

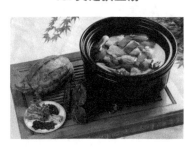

材料：乌龟1只，赤灵芝(含孢子粉)30克，大枣10枚，调料适量。

做法：先将乌龟放入锅内，用清水煮沸，捞起后去甲壳及内脏，切块略炒，然后与大枣(去核)、灵芝用砂锅煲汤，加调料入味。

功效：可防治癌症，提高免疫力(畏苦者或易上火者可用紫芝；肺病或肺弱者可用白灵芝)。

19. 灵芝强身汤

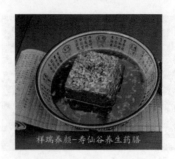

祥瑞养颜－寿仙谷养生药膳

材料： 灵芝（含孢子粉）、黄芪、黄精、鸡血藤各15克，瘦猪肉100克。

做法： 共煮汤，油盐调味。

功效： 每日一剂能益气健脾、养血、提高机体免疫力。这种吃法适用于头晕、乏力、纳差、体虚之人或肿瘤患者术后、化疗后体虚或白血球低下者。

20. 灵芝降糖消脂汤

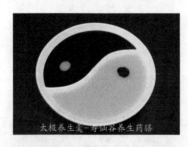

太极养生宴－寿仙谷养生药膳

材料： 赤灵芝（含孢子粉）45克，灰树花20克，野生松茸15克，北芪15克，淮山30克，山楂（或叶）15克，番石榴叶10克（或青番石榴100克），罗汉果1/6只，猪横脷1条。

做法： 所有材料洗净放入煲内，加清水猛火煲滚后文火再煲2小时，调味食用。

功效： 对高血压、高血脂、脂肪肝、糖尿病有食疗价值。

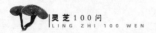

参考文献

北京医学院第三附属医院精神科中西医结合小组.1978.灵芝治疗神经衰弱与神经衰弱症候群100例[J].新医学(3).

陈体强,李开本,郑宇,等.1995.灵芝适生树种[J].福建林业科技(1):62-66.

陈伟强,黄际薇,罗利琼,等.2005.灵芝多糖调节糖尿病大鼠血糖、血脂的实验研究[J].中国老年学杂志(8):957-958.

程彰华.1994.灵芝对高血压伴高血脂和脑血栓后遗症患者血液流变学的观察[A].朱世能.灵芝的研究(一)[C].上海:上海医科大学出版社.100.

国家药典委员会.2015.中华人民共和国药典(2015版一部)[M].北京:中国医药科技出版社.

何伯伟.2015.铁皮石斛100问[M].北京:中国农业科学技术出版社.

何伯伟.2015.浙江省灵芝产业提升发展的实践与对策建议[J].食药用菌(6).

何伯伟.2019.浙产道地药材保护和发展对策[M].北京:中国农业科学技术出版社.

何伯伟.2016.段木灵芝全程标准化操作手册[M].浙江:浙江科学技术出版社.

何伯伟,顾新伟.2012.浙南山区大型真菌[M].浙江:浙江科学技术出版社.

何伯伟,顾新伟.2014.浙南山区药用真菌资源调查及主要功效评价[J].中国现代中药(3).

何伯伟,李明焱,等.2015.浙江省地方标准《段木灵芝生产技术规程》DB33 T985-2015.

何伯伟,徐丹彬,等.2016.浙江省灵芝产业的发展及其安全生产要求[J].食药用菌(6):353-357.

何伯伟，徐丹彬，等.2019.浙江省中药材产业向高质量发展的措施及建议[J].浙江农业科学(12):2168-2170，2173.

林志彬.1985.灵芝[M].第2版.北京:科学出版社.55.

林志彬，2002.灵芝抗肿瘤活性和免疫调节作用的研究进展[J].北京大学学报(医学版)(5).

袁媛，王亚君，孙国平，等.2018.中药灵芝使用的起源考古学[J].科学通报(13):1180-1188.

王林，王玉红，章克昌.2008.灵芝中药发酵液对慢性支气管炎疗效的研究[J].中国食用菌(5).

吴锋，孟国梁，杨丽云，等.2008.灵芝多糖预防大鼠动脉粥样硬化的实验研究[J].南通大学学报:医学版(4):251-252.

张安明，常明.1997.灵芝液对运动员抗疲劳作用及血中SOD、CAT、LPO的影响[J].中国运动医学杂志(4):302.

张国平，龙建军.1997.灵芝加降压药治疗难治性高血压时:血脂、血糖、微循环和血液流变性的变化及意义[J].微循环学杂志(5):411.

浙江省医药志编纂委员会.2003.浙江省医药志[M].北京:方志出版社.

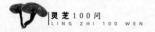